Inhalt

Hoffnung

Hoffen
　　Die Hoffnung gibt mir Kraft.
Da ist ein Ziel, auf das ich zuarbeiten will.
Und es ist ein langer Weg bis dahin.
Aber dort angelangt:
　　Zerstörte Hoffnung.
Es hat nicht geholfen.
Es hat nicht gereicht.
Was habe ich nur falsch gemacht?
Absturz.
Fallen ins Bodenlose.
In die Dunkelheit.

Doch dann. Wieder ein Lichtblick.
Es gibt noch etwas.
Eine neue Methode, ein neues Medikament, ein anderer
　　Ansatz … Nahrung für neue Hoffnung.
Ein neues Ziel.
Doch dort angelangt, erneut die schreckliche Gewissheit.
Schon wieder nicht geschafft. Das darf doch nicht wahr
　　sein.
Das gibt es einfach nicht.
Ich habe doch so hart gearbeitet.
Was kann ich denn noch tun?
　　Hoffnungslosigkeit macht sich breit.
Schwarze Dunkelheit.

Aber nein.
In jede Dunkelheit kommt etwas Licht.
Frau muss es nur erkennen.
Und da: Tatsächlich, da ist doch was.
Habe ich denn vergessen, wie das Licht aussieht?

Es ist ganz anders, als Frau dachte.
Aber es ist da. Ganz hell. Wunderschön.
  Die Hoffnung ist zurückgekehrt.
Und mit ihr das Leben.

Susanne Szentandrási (1996)

Spontanremission bei Krebs – Zwischen Ablehnung, Banalisierung und zentraler wissenschaftlicher Diskussion

»Die Hoffnung ist zurückgekehrt. Und mit ihr das Leben.« Diese letzte Zeile von Susanne Szentandrásis Gedicht wird von Krebspatienten oder ihren Angehörigen immer wieder sinngemäß zitiert, wenn sie im Wartezimmer meiner onkologischen Praxis neben schönen Bildbänden das Buch *Wunder sind möglich* finden und darin zu lesen beginnen. Sie erwarten deshalb von mir kein Wunder, sondern fühlen sich erleichtert, dass auch bei einer unerbittlichen Diagnose eine ärztlicherseits bisweilen sehr forsch formulierte und dann vernichtend erlebte Prognose keineswegs immer Wirklichkeit werden muss. Die Krebsbetroffenen fühlen sich zudem durch die Tatsache, dass sich Ärzte mit den »medizinischen Wundern« von Spontanheilungen ernsthaft befassen, in ihrem legitimen »Hoffen trotz alledem« ernst genommen und gewinnen Vertrauen in die Medizin zurück.

Die Hoffnung von Menschen bewegt sich ja immer zwischen der Sicherheit zu sterben einerseits und andererseits der Unsicherheit, was im Leben bis zum Tode – und danach – konkret passiert. Und dieses letztliche Nicht-sicher-Wissen macht Hoffnung als Erwartung von positiven Erfahrungen und somit Zukunft möglich.

Nach acht Jahren seit Erstauflage des Buchs *Wunder sind möglich* im Verlag Herder war es an der Zeit, eine

Neubearbeitung zu unternehmen, um neue Erkenntnisse zu diesem spannenden Phänomen Spontanheilung bei Krebs zu berücksichtigen und dem im Geleitwort von Professor Gallmeier 2003 formulierten Anspruch von »stets verlässlichen, breit fundierten und trotzdem immer verständlichen Informationen« zu genügen.

Der als herausragender Krebsspezialist und Vordenker in der Medizin renommierte Professor Walter Michael Gallmeier ist 2004 selbst viel zu früh einem Krebsleiden erlegen. Seine Aussagen in seinem Geleitwort zum Buch *Wunder sind möglich* sind immer noch aktuell. Deshalb soll das Geleitwort auch diesem Buch erhalten bleiben:

Spontane Rückbildungen von Tumoren (sogenannte Spontanremissionen), ein ungewöhnlich günstiger Verlauf bösartiger Erkrankungen, das sind Beobachtungen, die Kliniker und theoretische Wissenschaftler seit Langem faszinieren. Die Tatsache, dass sich Erkrankungen auch ohne die »ärztliche Kunst« rückbilden können, ist als »medizinisches Wunder« seit Jahrhunderten in Legenden überliefert. Es ist erstaunlich, wie wenig systematisch-wissenschaftliche Aufmerksamkeit dieses seltene Phänomen bisher in der Medizin erhalten hat. Führt uns doch die Natur bei Spontanremissionen vor, was wir als Krebsärzte mit und bei unseren Patienten erreichen wollen: ein Verschwinden der Krebserkrankung.

Seit Rudolf Virchow *lag der Schwerpunkt der modernen wissenschaftlichen Medizin in der Erforschung der Prinzipien der Pathogenese und ihrer therapeutischen Beeinflussung. Sie erforschte also, wie sich der Körper und seine biologischen Funktionen in der Krankheit verändern und wie sie wieder normalisiert werden können. Die Gesundheitsforschung im Sinne der Salutogenese hat erst jüngst an Bedeutung gewonnen. Sie versteht Gesundheit nicht als etwas*

Festes, das in der Krankheit verloren geht, sondern als ein Lebensmerkmal, das genauso wie die Körpertemperatur ständig aktiv aufrechterhalten werden muss. Durch die Analyse von Spontanremissionen können wir möglicherweise mehr über die Prozesse und Abläufe im menschlichen Körper lernen, die gesund erhalten und gesund machen.

Auch wenn Spontanremissionen wegen ihrer Seltenheit kein praktisch gangbarer Weg aus einer Krebskrankheit sind, sind sie doch für uns Ärzte ein wichtiger Anlass, uns diesen neuen Gedanken intensiver zuzuwenden. Sie zeigen aber auch, wie bescheiden wir mit unserem vorhandenen Wissen umgehen müssen und wie vorsichtig wir mit Prognosen sein müssen. Für mich ist die eigene Erfahrung mit Spontanremissionen ein Trost und ein Grund zum Staunen.

Ich habe an der von mir geleiteten Nürnberger Medizinischen Klinik 5 bei mehreren Patienten sehr eindrucksvolle Spontanremissionen ihrer fortgeschrittenen Krebserkrankungen erleben dürfen. Dabei wurden diese Spontanremissionen selten direkt in der Klinik beobachtet. Die Patienten waren oft nach Hause entlassen oder in andere Krankenhäuser verlegt worden. Genauso erstaunlich wie das Phänomen der Spontanremission selbst war, wie wenig derartige Krankheitsverläufe als »Wunder der Medizin« überhaupt wahrgenommen wurden.

Ende der 1980er Jahre habe ich die Verbindung geknüpft zu kleinen Forschergruppen in Kalifornien, die versuchten, das Phänomen »Spontanremission bei Krebs« wissenschaftlich zu erhellen. Dadurch konnte dieses Phänomen 1990 bei einer von der Deutschen Krebshilfe ermöglichten internationalen Expertenkonferenz zum Thema »Psychoneuroimmunologie und Krebs« in Deutschland diskutiert werden.

Die Deutsche Krebshilfe hat von Anfang an erkannt, wie viele Hoffnungen Krebsbetroffene mit dem Phänomen Spontanremission verbinden. Sie hat ermöglicht, dass im

Rahmen eines Förderprojektes »Biologische Krebstherapie« auch Spontanremission dokumentiert und untersucht werden können. 1997 hat die Deutsche Krebshilfe ein Symposium zum Thema »Spontanremissionen bei Krebs« ermöglicht, die weltweit zweite Konferenz überhaupt, die sich mit diesem Phänomen beschäftigte.

Mit dem Autor dieses ungewöhnlichen Buches verbinden mich mehr als zwei Jahrzehnte gemeinsamer Arbeit und intensiver Diskussionen an der von mir geleiteten Nürnberger Klinik. Frucht dieser gemeinsamen Arbeit ist bereits das von der Deutschen Krebshilfe herausgegebene Buch Nach der Diagnose Krebs – Leben ist eine Alternative, das seit Jahren von Krebsbetroffenen als verlässlicher Ratgeber geschätzt wird.

Dr. Kappauf – mit seinem fachlichen Hintergrund als erfahrener und bis heute praktisch tätiger Onkologe und gleichzeitig als Facharzt für Psychotherapeutische Medizin – versteht es nicht nur, komplexe biologische Vorgänge, die bei dem heiklen Thema Spontanremission eine Rolle spielen, verständlich zu erklären, sondern er anerkennt auch die jeweilige Einmaligkeit im Erleben und in den Geschichten der Patienten.

Das Buch ist die erste umfassende Darstellung des Phänomens Spontanremission bei Krebs, die sich primär an Krebsbetroffene und ihr mitbetroffenes Umfeld wendet. Ich wünsche diesem Buch mit seinen stets verlässlichen, breit fundierten und trotzdem immer verständlichen Informationen auch im Namen der Deutschen Krebshilfe einen breiten Leserkreis.

Professor Dr. med. Walter Michael Gallmeier
Mitglied des Medizinischen Beirats der Deutschen Krebshilfe
Präsident der Bayerischen Krebsgesellschaft

Ich bin 2003 nach fast 25 Jahren Tätigkeit an der Medizinischen Klinik 5 des Nürnberger Klinikums nach Starnberg gegangen, um dort eine onkologische Praxis als Kooperationsmodell mit der dortigen Kreisklinik aufzubauen.

Auch als niedergelassener Krebsspezialist habe ich inzwischen mehrere Fälle von Spontanremissionen bei Patienten mit Tumorerkrankungen erleben dürfen. Die wissenschaftliche Befangenheit im Umgang mit dem Thema Spontanremission ist geringer geworden. Bei einer Recherche im November 2010 in der medizinischen Datenbank *PubMed*, die lediglich seriöse, international zugängliche medizinische Fachzeitschriften umfasst, fanden sich zum Suchwort »spontaneous remission in cancer« 8846 Hinweise auf Artikel in wissenschaftlichen Fachzeitschriften. Nach wie vor gilt jedoch Professor Gallmeiers Aussage: »Es ist erstaunlich, wie wenig systematisch-wissenschaftliche Aufmerksamkeit dieses seltene Phänomen bisher in der Medizin erhalten hat.«

Deshalb ist es auch möglich, dass dieses Thema Spontanheilung und Spontanremission im unkonventionellen Medizinsektor gegen eine wissenschaftlich fundiert Medizin instrumentalisiert werden kann.

So wird unter www.spontanheilung.com ein Buch *Heilungswunder sind für alle da* beworben und behauptet: »*Kaum einer weiß, dass Heilungswunder (med. Bezeichnung »Spontanheilung« oder Spontanremission) wenigstens tausendmal öfter ›passieren‹ als die Öffentlichkeit erfährt. Die Medizin will es nicht wissen, spricht davon so wenig wie möglich und wir sollen es vermutlich nicht wissen! Könnten doch zu viele Hilfesuchende daraus lernen, aus einem »Unheilbar« ein Heilbar machen und die Aussagen der Medizin noch mehr hinterfragen.«* In seinen weiteren Ausführungen hält der Autor des Buches Unterscheidungen zwischen Heilungswundern, Spontanremissionen und Spontanheilungen für eine »*Haarspalterei, die nichts am Urgrund jeglicher Heilung ändert*«.

Und ein Experte für »Geobiologische Untersuchungen« schrieb mir 2005:

»*Mir wurden Ihre Erkenntnisse und Fragezeichen bezüglich Krebs-Spontanheilungen über Internet bekannt. Mich drängt es daher, Sie auf die eigentlichen Ursachen der vermeintlichen Spontanheilungen aufmerksam zu machen. Kompetenten »Rutengängern« sind die Ursachen schon längst bekannt. Leider ist es der Radiästhesie bisher, trotz verzweifelter Bemühungen und nachweislicher Beweise von Krebsheilungen, nicht gelungen, eine Hinwendung der Ärzteschaft zu diesen Erkenntnisfeldern zu erreichen. Zum unsäglichen Leid unzähliger Menschen.*

Die Schulmedizin verharrt stur auf das, in den allermeisten Fällen, erfolglose Behandlungsschema: Bekämpfung der Symptome statt der Ursache.«

Als Krebsspezialist frage ich mich immer bei derartigen Aussagen, warum es noch Krebskranke gibt, wenn doch vielen der Schlüssel bekannt sei, um sie zu heilen und es dafür auch gar keiner Ärzte bedürfe.

Eine derartige dogmatische Banalisierung des Phänomens Spontanremission und Spontanheilung von Krebserkrankungen im unkonventionellen oder alternativen Medizinbereich steht dann auf gleicher Stufe mit der langjährigen Negierung des Phänomens im Bereich der sogenannten Schulmedizin: Auf der einen Seite sei eine tiefere Beschäftigung mit dem Phänomen nicht notwendig, weil es dazu keine Fragen mehr gebe, und auf der andern Seite sei die Beschäftigung mit dem Phänomen unsinnig, weil das Phänomen nicht existiere.

2008 war ein Jahr in dem das Thema Spontanremission bei Krebs in den Mittelpunkt einer wissenschaftlichen, immer noch anhaltenden Diskussion rückte.

Am 22. Januar 2008 gab die Fachhochschule Gießen-Friedberg eine schnell und weit von den Medien verbreitete Presseerklärung heraus: Der an ihr tätige Professor für Bioinformatik Dr. Uwe Hobohm, habe sich jahrelang mit der Fallanalyse von Spontanheilungen bei Krebs beschäftigt und jetzt eine Erklärung gefunden.[1] Durch bakterielle Produkte, sogenannte PAMP (pathogen associated molecular patterns) finde eine Stimulation des angeborenen Immunsystems statt, die zu einer starken antitumorösen Wirkung führe. In einem gemeinsamen Forschungsprojekt mit der Universität Gießen solle nun an Mäusen geprüft werden, ob die Verabreichung von PAMP-Substanzen unter gezielter Fiebererzeugung tatsächlich die Wirkung dieser Krebstherapie verbessern könne.[2]

Am 24. November 2008 veröffentlichten dann in der angesehenen Fachzeitschrift *Archives of Internal Medicine* die Professoren Dr. Per-Hendrik Zahl und Dr. Jan Maehlen aus Oslo und Dr. Gilbert Welch aus den USA eine Untersuchung zur Häufigkeit von durch Screening-Mammografien diagnostizierten Mammakarzinomen in Norwegen. Sie belegten eine anhaltend gesteigerte Häufigkeit von diagnostizierten Brustkrebsfällen bei Frauen, die sich alle zwei Jahre einer Mammografie unterzogen, im Vergleich zu einer Kontrollgruppe von Frauen, die nur einmalig am Ende des Beobachtungszeitraums eine Mammografie erhalten hatten. Erwartet war, dass zu Beginn des Mammografie-Screenings die Rate an Brustkrebs durch die erhoffte frühzeitigere Diagnose ansteigen, dann nach einigen Jahren aber absinken würde. Mittelfristig sollte dann die Häufigkeit an zur Metastasierung fähigen invasiven Mammakarzinomen in der Gruppe von Frauen, die am regelmäßigen Mammografie-Programm teilnahmen durch das rechtzeitige Aufdecken von noch nicht invasiven Krebsvorstufen (*in-situ-Karzinome*) sogar niedriger sein als in der Kontrollgruppe. Die Häufigkeit von diagnostizierten invasiven Karzinomen blieb aber im gesamten Beobachtungszeitraum in der Mammografie-Screening-Gruppe deutlich höher – initial um 57 Prozent am Ende immer noch um 22 Prozent – als in der Kontrollgruppe. Die Wissenschaftler schlussfolgerten, dass offensichtlich etwa jedes vierte, lediglich durch eine regelmäßige Screening-Mammografie diagnostizierte invasive Mammakarzinom in einer alleinigen Mammografie am Ende des sechsjährigen Beobachtungszeitraums offensichtlich nicht mehr erkennbar gewesen wäre, und somit die Möglichkeit einer spontanen Rückbildung diskutiert werden müsse.[3]

Diese Publikation führte zu einer heftigen anhaltenden Diskussion in den Fachzeitschriften und zu verharmlosenden Medienschlagzeilen wie »Jeder fünfte Brustkrebs heilt von selbst«.[4]

Durch viele Studien unstrittig ist inzwischen das Problem der durch Screening stattfindenden »Überdiagnose« *(overdiagnosis)*[5]. Mit Überdiagnose ist keine Fehldiagnose gemeint, sondern ein in der Reihenuntersuchung festgestellter verdächtiger Knoten erweist sich in der Gewebsprobe wirklich als bösartiger Tumor und wird entsprechend behandelt, während er sich ohne diese Screening-Diagnose auch später nicht zu einer behandlungsbedürftigen Krebserkrankung entwickelt hätte.

Um Strategien zu entwickeln, das Phänomen »overdiagnosis« von Krebserkrankungen zu minimieren, veröffentlichte das *National Cancer Institute* der USA 2010 eine größenordnungsmäßige Abschätzung des Phänomens: 25 Prozent der durch Mammografie-Screening entdeckten

Mammakarzinome, 50 Prozent der durch routinemäßige Röntgenuntersuchungen und/oder durch mikroskopische Untersuchung von abgehustetem Schleim diagnostizierte Bronchialkarzinome und 60 Prozent der durch Bestimmung des PSA-Wertes diagnostizierten Prostatakarzinomen.[6]

Mit den verbesserten Möglichkeiten der Krebsfrüherkennung und ihrer kritischen Analyse ist Überdiagnose und damit auch das Phänomen Spontanremission plötzlich in den Mittelpunkt einer Diskussion getreten, die das derzeitige wissenschaftliche Verständnis von Krebserkrankungen berührt.

Diese Entwicklung war noch nicht abzusehen als ich vor acht Jahren ein Manuskript für das damals im Verlag Herder herausgegebene erste Buch *Wunder sind möglich. Spontanheilung bei Krebs* schrieb.

Ich hatte kurz nach Erscheinen des Buches das Nürnberger Klinikum verlassen und in Starnberg eine Onkologische Schwerpunktpraxis aufgebaut. Das Buch fand reges Interesse bei Krebsbetroffenen, recht wenig Widerhall dagegen in der wissenschaftlichen Medizin.

Ich betrachte auch dieses Buch als Dank an die sehr vielen Menschen, die mich in den letzten drei Jahrzehnten bei der Beschäftigung mit dem Thema Spontanremission konkret unterstützt, stimuliert und ermutigt haben: Ein Dank an all die ärztlichen und psychologischen Kollegen, die mir Krankheitsverläufe mitgeteilt haben und zu kritischen Rückfragen bereit waren. Ein besonderer Dank an die Pathologen, die stets auf meine Bitte eingegangen sind, doch ihre Gewebsproben unter Kenntnis des Krankheitsverlaufes nochmals zu beurteilen oder einem Kollegen zur Zweitbeurteilung zu überlassen. Ein inniger Dank an meinen 2004 verstorbenen früheren Chef, onkologischen Lehrer und letztlich Freund, Herrn *Prof. Dr. Walter Michael Gall-*

meier, der sich wie niemand sonst als Wissenschaftler und als am Patientenbett tätiger Arzt für das Phänomen Spontanremission faszinieren ließ. Mit dem entwaffnenden Zitat »Wer nicht an Wunder glaubt, ist kein Realist« stellte er sich auch bei den nicht seltenen bösartigen Anfeindungen seiner »Arbeitsgruppe Biologische Krebstherapie« stets vor sie.

Das Buch ist aber vor allem ein Dank an die Patienten vieler Jahre, die mir ihre Gedanken und Geschichten offenbart haben: Lebendige Geschichten ihres Lebens mit der Krankheit Krebs und dem drohenden Tod. Geschichten von Angst, Lähmung und dann wieder unbändigem Mut, von Verzweiflung und Hoffnung, von Depression und »Trotz alledem«, von Trauer, Freude, Sinnsuche und unstillbarem Lebenshunger. Ich hatte Krankengeschichten erwartet und habe Lebensgeschichten geschenkt bekommen. Manche dieser Menschen – mit oder ohne Spontanremission ihrer Krebserkrankung – sind inzwischen verstorben. Die lebendigen Begegnungen mit ihnen machen dieses Buch auch zum Vermächtnis für jetzige Krebsbetroffene. Ein besonderer Dank gilt den Eltern von Frau *Susanne Szentandrási*, die mir erlaubt haben, Gedichte ihrer Tochter in dieses Buch einzuflechten. Sie ist 1997 im Alter von 32 Jahren ihrer Krebserkrankung erlegen, 13 Jahre nach der Diagnose. Die Telefonate mit ihr über ihren mutigen Umgang mit ihrer Krankheit erinnere ich dankbar.

Verlässliche Information über das Phänomen Spontanremission möge – jenseits einer Realitätsverkennung – die Hoffnung Krebskranker im Leben zu bleiben stärken. Alle Namen von Patienten sind verändert, ihre Geschichten sind ohne Abstriche real. Mögen Sie sich als Leser mitreißen lassen von der Banalität des Wunders und mögen Sie in Ihrem – mit oder ohne Spontanremission immer begrenzten – Leben die Wunder des Banalen neu entdecken.

Wunder in der Medizin – staunen und sich wundern trauen

»Kinderkriegen wie das Bücherschreiben sind Fahrten in das eigene Innere, wo der Körper, der Geist und die Seele die Richtung wechseln, zurückkehren zum Mittelpunkt des Daseins selbst.«
Isabel Allende (Paula, 1995)

An diese Zeilen der chilenischen Schriftstellerin, mit ihrer bewundernswerten Fähigkeit innere und äußere Realitäten zu Lebensgeschichten zu verschmelzen, musste ich beim Schreiben dieses Buches denken. Nun bin ich zwar stolzer aber – wie viele meiner engagierten Berufskollegen – eher vernachlässigender Vater zweier Töchter, das Kinderkriegen kann ich aber nicht für mich beanspruchen. Trotzdem schweifte mein innerer Blick beim Schreiben immer wieder zurück, blieb hängen an manchmal schon fast vergessenen Begegnungen der letzten, inzwischen mehr als 30 Jahren mit Patienten, mit Kollegen, mit Wissenschaftlern und Journalisten.

Ich erinnerte mich an meine erste Beobachtung einer Spontanremission bei einem Mann mit Lungenmetastasen eines Nierenkrebses. Obwohl ich damals bereits meine Weiterbildung als Internist und Krebsspezialist abgeschlossen hatte, war mir das Phänomen einer Spontanremission bei Krebserkrankungen nicht bekannt. Als ich geschätzten Kollegen an der Klinik, an der ich bereits seit zehn Jahren tätig war, die Röntgenbilder dieses Mannes demonstrierte, erntete ich freundliches Gelächter. Ich hätte wohl die Röntgenbilder vertauscht, die zu einem Zeitpunkt viele Lungenmetastasen zeigten, die dann auf weiteren Bildern nicht mehr zu sehen waren. Die Röntgenaufnahmen waren nicht vertauscht, sondern belegten ein Phänomen, das nicht zum alltäglichen Erfahrungsschatz von Krebsärzten zählt.

Nun machen Ärzte immer wieder neue Beobachtungen. Beispielsweise fallen ihnen bei einem Patienten Beschwerden auf, die sie in Zusammenhang mit der Einnahme bestimmter Medikamente bringen. Dann weisen diese Ärzte Arzneimittelkommissionen auf derartige, bisher nicht bekannte Nebenwirkungen hin. Meist unbemerkt von der Öffentlichkeit werden diese Beobachtungen sehr ernst genommen. Alle Ärzte werden informiert, beim Einsatz des entsprechenden Medikaments auf Anzeichen der unerwünschten Wirkung zu achten. Danach kommt es in der Regel zu weiteren Berichten der gleichen, bisher nicht registrierten Nebenwirkung. Die Beobachtung unterstreicht die Erfahrung, dass seltene Nebenwirkungen oft nur auffallen, nachdem bereits sehr viele Patienten behandelt worden sind und Phänomene eher erkannt werden, wenn sie bekannt sind, sie also mit bereits vertrauten Denk- und Wahrnehmungsmustern übereinstimmen. Sternschnuppen am Nachthimmel werden von Menschen eher gesehen, die das Phänomen kennen.

Das Phänomen von Spontanremissionen bei Krebs gehört in der Medizin offensichtlich zu einer viel komplexeren Kategorie von Beobachtungen. Zu einer Kategorie von fast tabuisierten Beobachtungen, die immer wieder gemacht werden, bei denen aber Meinungsmacher in der medizinischen Welt eher misstrauisch und achselzuckend mit dem Hinweis abwinken, es handle sich um ein unwichtiges oder gar unwissenschaftliches Randphänomen. Die Beobachtungen werden Sammlungen von medizinischen Skurrilitäten zugeordnet, skeptisch abgelegt, eher ratlos ignoriert und nicht selten schlicht bestritten oder in Zweifel gezogen.

Es drängt sich mir der irritierende Vergleich zum Phänomen des sexuellen Missbrauchs durch kirchliche Amts- und Würdenträger auf. Die erste Reaktion aus der betroffenen Berufsgruppe ist in der Regel ebenfalls der Verweis auf einen doch insgesamt sehr seltenen Einzelfall, aus dem deshalb keine allgemeineren Schlussfolgerungen gezogen werden dürften. Und so reihen sich dann über Jahrhunderte »Einzelfälle« an »Einzelfälle«, bis schließlich eine umfassendere Diskussion des Phänomens möglich wird. Wie beim Thema Spontanremissionen übersteigt auch bei diesem innerkirchlichen Thema das Interesse der öffentlichen Medien bei Weitem das der geforderten Berufsgruppe. Diejenigen die sich mit dem Phänomen mehr beschäftigen, geraten nicht selten unter Beschuss aus den eigenen Reihen.

Als ich vor über 20 Jahren diesem oben geschilderten Patienten gegenüberstand, der eine Spontanremission seiner Lungenmetastasen erfahren hatte, war mein erster Gedanke, ich könne unmöglich der erste Arzt sein, der eine derartige, mir bisher nicht bekannte Beobachtung gemacht hat. In der Tat stieß ich dann bei meiner neugierigen Suche in der medizinischen Fachliteratur auf viele Berichte von Spontanremissionen. Ich war irritiert. Warum waren mir – und vielen meiner kompetenten Kollegen an der Klinik – diese Hinweise bisher entgangen? Hatten wir einfach darüber hinweg gelesen? Spontanremission, war das nicht ein Phänomen, das ich doch vom Studium als Fußnote aus Lehrbüchern der Kinderheilkunde erinnerte? Der Hinweis hatte sich auf Säuglinge mit Neuroblastomen bezogen, aber ich hatte noch nie ein derartig krankes Kind gesehen. Hier stand ein älterer Erwachsener mit einem völlig anderen Krankheitsbild vor mir, das diese Lehrbücher der Kinderheilkunde sicher nicht meinten.

Ich hatte Glück. An der Klinik, an der ich als Oberarzt arbeitete und in der ich mich als kritischer Denker sehr aufgehoben fühlte, fand ich nach den anfänglichen scherzhaften Kommentaren große Aufgeschlossenheit und Interesse an dem Phänomen. Plötzlich erinnerten sich Kollegen an schon fast vergessene »unerklärliche« Krankheitsverläufe. Der Chefarzt der Klinik, der renommierte Krebsspezialist *Prof. Walter Michael Gallmeier*, trommelte wenige Monate nach meiner Beobachtung einer Spontanremission selbst die Ärzte der Klinik zusammen, um ihnen den Krankheitsverlauf eines Mannes mit metastasierendem Lungenkrebs vor Augen zu führen, den er selbst schon tot geglaubt hatte und der jetzt sichtlich gesund vorbeigekommen war, um frühere Röntgenbilder abzuholen. *Prof. Gallmeier* nahm Kontakt mit *Brendan O'Regan* auf, der in Kalifornien das ehrgeizige Projekt gestartet hatte, die gesamte verfügbare medizinische Fachliteratur nach Berichten über Spontanremissionen bei Krebs zu durchforsten. *Brendan O'Regan* berichtete über seine bisherige Recherche auf einer Internationalen Expertenkonferenz zum Thema »Psychoneuroimmunologie und Krebs«, zu der die Deutsche Krebshilfe im Juni 1990 auf Initiative von *Prof. Gallmeier* nach Tutzing am Starnberger See eingeladen hatte. Nur wenige am Krankenbett tätige Krebsspezialisten zeigten damals Interesse an dieser interdisziplinären Expertendiskussion. Allein das Wortteil »Psycho-« reichte offensichtlich aus, um bei vielen medizinischen Meinungsmachern wissenschaftliche Neugierde in reserviert freundliche Entschuldigungen zu verwandeln.

Zwei Jahre später bestätigte mir in San Francisco *Brendan O'Regan* etwas ratlos und ernst die gleiche Erfahrung. In seinem *Institute of Noetic Sciences* zeigte er auf die prall gefüllten Archivschränke seiner Literaturrecherchen. Er wisse nicht, was er mit diesem mühsam weltweit gesammelten

Material anfangen solle. Er sei ja kein Mediziner, aber niemand in der medizinischen Fachwelt scheine eigentlich wirkliches Interesse daran zu haben. Gerade was die weiter zurückliegenden Fallberichte betreffe, so fänden sich darunter viele deutschsprachige Arbeiten.

Die Begegnungen mit *Brendan O'Regan*, diesem intelligenten, tiefsinnigen Freund mit seinen verschmitzten irischen Augen, kamen mir beim Schreiben dieses Buches häufig dankbar in den Sinn. Er starb zu jung an einer Krebserkrankung, wenige Monate bevor das dicke Buch seiner Literaturrecherche über Spontanremissionen gedruckt vorlag und als neues Standardwerk die weitere ernsthafte Diskussion des Themas befruchtete. Damals füllten schon andere Bücher, die ebenfalls aus den USA kamen, die Verkaufsregale in Buchhandlungen, und vereinnahmten das Thema Spontanremissionen für Krebsbehandlungsmethoden mit unbelegter Wirksamkeit. Eines der Bücher versprach sogar mit seinem Titel und einem mehrwöchigen Übungsprogramm »Spontanheilung«.

Das Thema Spontanremissionen bei Krebs ist schwierig und bringt oft denen Schwierigkeiten, die sich damit ernsthaft beschäftigen wollen. Groß ist die Angst von Wissenschaftlern in den Augen der Kollegen mit diesem Thema in die Unwissenschaftlichkeit abzudriften und die berufliche Karriere zu gefährden. In der Tat überwiegen unkritische bis gelegentlich offen wissenschaftsfeindliche Diskussionen des ungewöhnlichen Phänomens. Damit wird es umso interessanter für die Medien, die sich ihm mit eher schillerndem Sensationsgeheische zuwenden, das sich oft mehr an Auflagen und Quoten orientiert anstatt an sachlicher Information.

Als ich das erste Mal auf einer medizinischen Fachtagung in einem Vortrag von einem Patienten berichtete, der mein Interesse an dem Phänomen Spontanremission bei Krebs geweckt hatte, empörte sich der renommierte Tagungsvorsitzende laut: »Das ist doch keine Wissenschaft!« Dieses Thema gehöre nicht auf eine wissenschaftliche Konferenz. Als ich dermaßen abgekanzelt in die anschließende Kaffeepause ging, trat ein altehrwürdiger Professor, der noch immer als kreativer und führender Querdenker seines Fachbereichs anerkannt war, schmunzelnd auf mich zu: Der verehrte Vorsitzende habe wohl noch nicht verstanden, was Wissenschaft sei, dass sie nämlich mit Fragen beginne.

Einige Zeit später war ich von einer Fachgesellschaft eingeladen, die sich mit Hypnose in der Medizin beschäftigte und die auf ihrer jetzigen Jahrestagung das Thema Krebs in den Mittelpunkt stellen wollte. Ebenfalls zu einer Podiumsdiskussion eingeladen war der amerikanische Arzt *Dr. Carl Simonton*. Seine Visualisierungsmethode hatte ihn – gerade auch wegen der daran geübten Kritik – weltweit berühmt gemacht. Inzwischen hatte er längst die konventionelle Medizin aufgegeben und bevorzugte bei seinen Auftritten im avantgardistischen Zeitgeist die Schamanentrommel und ein Didgeridoo, das Zeremonieninstrument australischer Aborigines. *Dr. Simonton* sprach auch das Thema Spontanremissionen an, das damals von den amerikanischen Medien bereits sehr aufgegriffen worden war. Nach der Diskussion kam ein dynamischer Hypnosetherapeut mit grau melierten Schläfen auf mich zu: Er verstehe nicht meine Fragen, Spontanremissionen bei Krebs seien für ihn überhaupt kein Problem. Er bewerkstellige sie bei Hunderten von Patienten. Das interessiere mich sehr, antwortete ich neugierig. Wie und bei welchen Krebsarten? Was ich damit meine, eben bei Krebs, war die genervte Antwort. Da konnte ich nur noch gratulieren und meine Unfähigkeit eingestehen.

In der Wissenschaft sind Themen und Phänomene dann in der Fachdiskussion »ungefährlich« und »erlaubt«, wenn

darüber bereits etwas in kritisch prüfenden, möglichst eng-
lischsprachigen Fachzeitschriften veröffentlicht ist. Also
setzte ich mich abends hin, tippte einen ausführlichen Fallbericht einer Spontanremission, die ich gründlich recher-
chiert hatte und schickte das Manuskript an die renom-
miertreste europäische onkologische Fachzeitschrift, die
Annals of Oncology. Wenige Wochen später erhielt ich
einen handschriftlichen, sehr freundlichen Brief des zustän-
digen englischen Spartenherausgebers, eines herausragen-
den Wissenschaftlers und Wegbereiters der Evidenz-basier-
ten Medizin. Er finde das Manuskript sehr interessant, es
solle veröffentlicht werden. Dann stellte er sehr konstruk-
tive Fragen und gab dienliche Anregungen. Einige Monate
später war der überarbeitete Fallbericht in der Fachzeitschrift zu lesen. In der Folgezeit waren Diskussionen zum
Thema Spontanremission leichter. Der Herausgeber eines
verbreiteten Lehrbuches der Krebsmedizin wünschte sogar
ein eigenes Kapitel zu dem Thema.

Prof. Gallmeier hatte Ende der 1980er Jahre von der
Deutschen Krebshilfe den schwierigen und undankbaren
Auftrag übernommen, unvoreingenommen Krebsheilungen zu überprüfen, die durch den Einsatz »alternativer«
oder »unkonventioneller« Behandlungsmethoden zustande gekommen seien. Schnell wurde der Nürnberger »Arbeitsgruppe Biologische Krebstherapie« klar, dass etwaige
unkonventionelle Therapieerfolge von spontanen Tumorrückbildungen abzugrenzen seien, um die behauptete
Wirksamkeit unkonventioneller Methoden richtig einzuschätzen. Ich arbeitete in dieser kleinen Arbeitsgruppe neben meinen Aufgaben in der Patientenbehandlung mit.
Meine Kollegen und ich waren sehr interessiert, mehr über
das Phänomen Spontanremission zu lernen. Somit gingen
wir an die Öffentlichkeit und baten, uns mögliche Fälle von
Spontanremissionen bei Krebs zu berichten. Wir bekamen

nur wenige verwertbare Krankheitsberichte, jedoch wöchentlich jede Menge Anfragen von Fernsehsendern und Zeitschriftenjournalisten, die unbedingt ehemalige Patienten mit einer Spontanremission ihrer Krebserkrankung interviewen wollten. In Absprache mit den ehemaligen Patienten erfüllten wir diese Wünsche in der Regel nicht. Wir waren auch im Umgang mit Journalisten vorsichtiger geworden. Da entschuldigte sich beispielsweise die Journalistin einer großen Frauenzeitschrift, dass ihre unhaltbaren Schlussfolgerungen eines Interviews mit mir über Spontanremissionen nicht wie von mir gefordert korrigiert worden seien. Ihre Chefredakteurin fände, die jetzige – wenn auch falsche – Darstellung käme bei den Lesern einfach besser an.

Uns war aus dem Behandlungsalltag mit Krebspatienten sehr klar, mit welchen Hoffnungen bei ihnen das Phänomen von Spontanremissionen verknüpft war – und wie diese Hoffnungen manchmal naiv, manchmal schlicht schamlos missbraucht wurden. Die Briefe von Krebskranken oder ihren Angehörigen, die von unserer Arbeitsgruppe und ihrer Untersuchung des Phänomens Spontanremission Hilfe in aussichtslos erscheinender Situation erhofften, füllten Aktenordner um Aktenordner. Eine verlässliche Information der Krebsbetroffenen und der Öffentlichkeit war uns somit immer ein großes Anliegen. Vorträge vor Krebsbetroffenen und die Zusammenarbeit mit Medienleuten, die unser Anliegen teilten, lagen uns sehr am Herzen. Die Begegnung mit der Fernsehjournalistin *Monika Kirschner* war ein Glücksfall. Sie hatte ein ernsthaftes Interesse an dem Phänomen Spontanremission, arbeitete als freie Journalistin für die Wissenschaftsredaktion des WDR, hatte keine vorgefasste, unverrückbare Meinung zu dem Phänomen und sie konnte vor allem Menschen interessiert und zugewandt zuhören, sowohl

Patienten als auch Fachleuten. Die Zusammenarbeit mit ihr und ihrem Team hat Freude gemacht, trotz aller zusätzlichen Arbeit. Denn unsere Hauptaufgabe bestand ja unvermindert darin, die uns im Krankenhaus anvertrauten Patienten möglichst gut zu behandeln. Ein kurzer Beitrag im Wissenschaftsmagazin des WDR wurde sehr positiv bewertet. Es folgte mit Unterstützung der Deutschen Krebshilfe ein 45-Minuten-Film im Abendprogramm mit dem Titel »Wunder sind möglich«. Dieser Film erhielt die Goldmedaille des Journalistenpreises der AOK Rheinland. Frau Kirschner realisierte aber in unseren Diskussionen und in den Gesprächen mit Krebsbetroffenen: Aufmerksamkeit der Öffentlichkeit verdienen nicht nur die Menschen, die eine Spontanremission ihrer Krebserkrankung erfahren durften, sondern auch die Patienten, die ohne diesen ungewöhnlichen Krankheitsverlauf bewundernswert versuchen, mit und trotz ihrer Krebserkrankung zu leben und im Leben zu bleiben. Ein gemeinsam konzipierter Fernsehfilm »Leben mit Krebs« hat viel zur Entstigmatisierung der Krankheit Krebs in der Öffentlichkeit beigetragen.

Die von *Prof. Walter Michael Gallmeier* geleitete Nürnberger Medizinische Klinik 5 wurde inzwischen überregional mit dem Phänomen Spontanremissionen bei Krebs assoziiert, mal ernsthaft, mal hämisch. Da ruft ein hochrangiger Wissenschaftler eines Max-Planck-Institutes an, mit der Frage: »Mal ehrlich, gibt es Spontanremissionen wirklich?« Dann unterzieht sich ein Arzt der Klinik vor der Landesärztekammer der Facharztprüfung. Ein Prüfer stellte eine Frage zur Behandlung maligner Melanome, die ein anderer Prüfer umgehend kommentierte: »Ich weiß, Sie in Nürnberg machen das mit Spontanremissionen.« Dann wieder der Brief einer von Krebs betroffenen Familie: »Zu welchen Heiligen haben Ihre Patienten, die eine

Spontanheilung erfahren haben, gebetet?« Und es fehlen auch nicht besorgte Äußerungen von Meinungsmachern der Krebsmedizin, das häufige Thema Spontanremission in den Medien führe möglicherweise dazu, dass die Öffentlichkeit zukünftig weniger Geld für die Entwicklung neuer Krebstherapien spenden würde. Deshalb solle die Deutsche Krebshilfe zukünftig besser vermeiden, mit diesem Thema in Zusammenhang gebracht zu werden …

Manchmal ist es schon befremdlich, wie wissenschaftliche Neugier im Kalkül eines Forschungsmanagements verloren geht. Geht es doch darum, ein Phänomen, das bei Patienten mit sehr viel Hoffnung verbunden ist, für sie mit kritischer wissenschaftlicher Kompetenz zu untersuchen und es nicht der naiven oder unlauteren Instrumentalisierung durch Gurus und Scharlatane zu überlassen.

Wenn die Krankheit plötzlich verschwindet

»Weiß man denn, was einen gesund gemacht hat? Die Heilkunst, das Schicksal, der Zufall oder Omas Gebet?«
Michel de Montaigne (1533–1592)

Frau Winter ist eine starke Raucherin. Sie ist 56 Jahre alt, als bei ihr 1984 Lungenkrebs festgestellt wird. Es handelt sich um einen sogenannten kleinzelligen Typ, der in der Regel schnell wächst und nur selten heilbar ist. Diese Krebsart spricht zwar in der Regel auf Chemotherapie-Medikamente gut an. Das heißt, durch die Behandlung verschwinden die Tumorknoten oder sie werden zumindest kleiner. Bei dieser Krebsart dauern derartige Tumorrückbildungen – die Ärzte sprechen von Remissionen – aber nur in seltenen Ausnahmen länger als einige Monate an. Selbst wenn die Krebserkrankung zum Zeitpunkt der Diagnose noch auf die Lunge begrenzt ist und die Behandlung anfangs gut wirkt, ist erfahrungsgemäß nach fünf Jahren allenfalls noch einer von 20 Patienten am Leben, nach zehn Jahren kaum noch einer von hundert. Eine Behandlung durch Krebsspezialisten ist in der Regel nur palliativ. Das heißt, eine dauerhafte Heilung ist bei dieser vorrangig durch Tabakrauch verursachten Krebsart nicht möglich. Die Therapie soll aber ein längeres Leben mit weniger Beschwerden gewährleisten, auch wenn ein langzeitiges Überleben die große Ausnahme darstellt.

Bei Frau Winter raten die erfahrenen Krebsspezialisten zu sechs »Kursen« einer Chemotherapie mit drei Medikamenten. Dabei umfassen in diesem Fall die »Kurse« der Chemotherapie jeweils einen Zeitraum von vier Wochen, in denen die Medikamente nach einem gewissen Plan verabreicht werden. Frau Winter lehnt bereits nach zwei Behandlungskursen wegen der verspürten Nebenwirkungen die weitere Chemotherapie ab. Genauso verzichtet sie auf eine prophylaktische Schädelbestrahlung. Sie wurde ihr vorgeschlagen, da bei dieser Krebsart frühzeitig Metastasen im Gehirn zu befürchten sind. Sechs Monate später wird die Patientin tatsächlich mit Kopfschmerzen, Übelkeit, Erbrechen und erheblichen Hirnleistungsstörungen auffällig. Das durchgeführte Computertomogramm zeigt zwei eindeutige Hirnmetastasen in beiden Gehirnhälften. Weitere Tumorzeichen finden sich nicht. Die Symptome der Hirnmetastasen bilden sich unter einer Kortisonbehandlung und einer niedrig dosierten Gehirnbestrahlung, die nicht in der Lage ist, derartige Metastasen auszumerzen, zunächst erwartungsgemäß zurück.

Krebsspezialisten erleben derartige Kranke täglich. Was ist das Besondere am bisher alles andere als ungewöhnlichen Krankheitsverlauf von Frau Winter? Ohne weitere Behandlungsmaßnahmen lassen sich bei ihr auch 15 Jahre später keinerlei Hinweise mehr auf die Krebserkrankung finden. In der Sprache der Ärzte liegt also eine anhaltende »Vollremission« vor. Handelt es sich um eine besondere Frau? Frau Winter lebt in einem Altenheim. Sie ist weiterhin starke Raucherin und löscht ihren Durst nicht nur mit Wasser. Als sie jetzt alkoholisiert stürzt, zeigt das angefertigte Computertomogramm des Kopfes zwar eine Hirnatrophie, also einen Abbau von Hirnsubstanz, aber keine Metastasen mehr.[7]

Derart ungewöhnliche Krankheitsverläufe erstaunen, werfen Fragen auf und berühren auch die Seele. Manche Beobachter zucken mit den Schultern, murmeln vielleicht noch ein »Seltsam!«, andere beharren darauf, dass eine Fehldiagnose vorliege, weil so ein Krankheitsverlauf bei der »richtigen« Diagnose nicht möglich sei. Wieder andere ziehen erleichtert an ihrer Zigarette und berufen sich auf »doch bekannte wissenschaftliche Untersuchungen«, dass die Prognose verbessert werde, wenn Patienten »unbequem« seien, sich nicht kritiklos ärztlichen Ratschlägen unterwürfen. Eine andere Gruppe von Beobachtern sprechen ehrfürchtig von einem »Wunder« und grübeln lediglich, wie dieses die halsstarrige »Alte« verdient habe.

Wunder – statistische und religiöse Erklärungsmodelle

Bei der Deutung von »Wundern« stehen sich seit der Aufklärung zwei Erklärungsmodelle gegenüber: auf der einen Seite das statistische Modell der Naturwissenschaften, das Phänomene als Resultate von mehr oder weniger komplexen Ursache-Wirkungs-Beziehungen beschreibt. »Wunder« sind darin erfreuliche Ereignisse, die möglich werden, wenn sich viele sehr seltener Umstände glücklich aneinanderreihen. Wunder sind in diesem Verständnis das positive Pendant zu »nach menschlichem Ermessen unmöglichen« Unfällen, zum Beispiel der Zusammenstoß zweier Flugzeuge in der Luft trotz funktionierender Sicherheitssysteme, normalen Wetters und erfahrener Piloten.

Auf der anderen Seite steht ein »religiöses« Modell, das »Wunder« nicht als Auswirkung von Ursachen, sondern als das direkte oder mittelbare Wirken eines oder verschiedener übernatürlicher Urheber erklärt. Diese Urheber können je nach Weltanschauung übergeschlechtlich oder geschlechtlich – als Gott, Göttin, Teufel, Engel, Geist, oder kosmische Kraft – verstanden werden.

In der Alltagssprache vermischen sich die beiden Konzepte von weltlichen Zufallsaposteln und Anhängern überirdischer Kräfte. Da sind Wunder dann Ereignisse, die dem normalen Erfahrungswissen widersprechen, sogar

Naturgesetze aufzuheben scheinen. Dementsprechend lesen wir in Zeitungen beispielsweise von einem »Wunder«, wenn Menschen einen Flugzeugabsturz überlebt haben. Sie hätten einen »Schutzengel« gehabt. Kein Wunder ist es für uns dagegen, wenn Menschen aus 3000 Meter Höhe aus dem Flugzeug springen und überleben, weil sie an einem Fallschirm hängen. Vor einem anderen Erfahrungshintergrund, fern von technisierten Zivilisationen werden jedoch Menschen Fallschirmspringer, die unversehrt aus den Wolken fallen, vielleicht als überirdische Boten ansehen. Genauso werden sie als Wunder bestaunen, wenn ein schwerer Jumbojet unter großem Getöse vom Boden abhebt und durch die Wolken entschwindet – ein Phänomen, das den Menschen unserer Zivilisation selbstverständlich geworden ist, auch wenn es die wenigsten physikalisch korrekt erklären können. Im allgemeinsprachlichen Gebrauch ist der Begriff Wunder also durchaus erfahrungsabhängig – die Wissenschaftler sprechen von *kontextabhängig* – aber nicht erfahrungsgestützt: Das als Wunder bezeichnete Phänomen widerspricht der bisherigen Wahrnehmung und Erfahrung, ist ein statistisches Extremphänomen, am ehesten vergleichbar mit sechs Richtigen im Lotto. Viele Menschen werden dieses seltene Glück als Zufall betrachten, andere Menschen werden die Vorstellung von Zufall zurückweisen und darin ein planvolles oder gnädiges »Wirken Gottes« sehen.

Im statistischen Modell ist beispielsweise der tägliche Sonnenaufgang gesetzmäßig »normal«, weil er einer gleichartigen Jahrtausende alten Erfahrung entspricht, die so regelhaft ist, dass damit Zeitspannen bemessen werden können. Dass sich die Sonne dabei unverhüllt zeigt, ist dagegen in vielen Klimazonen eher ein unwahrscheinliches und auch nur sehr fehlerhaft vorhersagbares Ereignis. Im religiösen Modell ist dagegen ein Sonnenaufgang natürlich

– als bekanntes Phänomen der Natur – aber nicht unbedingt in seiner Regelhaftigkeit selbstverständlich. Besonders deutlich wird dies in Naturreligionen, in denen der für das Phänomen verantwortliche Urheber eventuell täglich angefleht wird, dass er doch einen neuen Sonnenaufgang schenken möge. In dieser Sichtweise ist es dann auch kein zufälliges Ereignis, ob die Sonne glühend auf die Erde brennt oder sich hinter Regenwolken verbirgt. Gebete um Regen oder um das Ende des Regens können in diesem religiösen Modell das in natürlichen Phänomenen sichtbare, übernatürliche Wirken beeinflussen. Und auch gegenwärtig finden es selbst große unabhängige Presseagenturen immer wieder eine Meldung wert, dass in betroffenen Regionen nach öffentlichen Bittgebeten wirklich der erflehte Zustand eingetreten sei.

Der Begriff Wunder beinhaltet sowohl die Beschreibung eines Phänomens als auch eine Erklärung. Dies kompliziert jedoch die Erforschung von Phänomenen, die zumindest derzeitig nicht schlüssig erklärt werden können. Kulturgeschichtlich ist der Begriff Wunder erst in neuerer Zeit durch eine wissenschaftlich-statistische Sichtweise säkularisiert worden. Denn früher galten Wunder stets als außergewöhnliche Wirkzeichen übernatürlicher Mächte, die Naturvorgänge beeinflussen und Naturgesetze aufheben können. Überlieferungen, Märchen und Sagen aller Kulturen überliefern diese Sichtweise, wenn Götter in irdische Kämpfe eingreifen, Todkranke wundersam geheilt werden und sich Stroh in Gold, Menschen in Tiere oder umgekehrt verwandeln.

Die jüdisch-christliche Tradition unterscheidet Wunder, durch die Gott in seinen Zeichen erkannt werden kann, von Wundern, durch die »falsche Messiasse« und »falsche Propheten« versuchen, die Auserwählten zu verführen.[8] Diese polarisierende Bewertung von unerklärlichen Ereignissen hat sich kulturgeschichtlich fortgesetzt. Dem Wunder, das gottesfürchtig erschauern lässt, werden »übernatürliche« Geschehnisse gegenübergestellt, die als »Werk des Teufels«, Ausdruck eines »Paktes mit dem Bösen«, »Hexerei«, »Zauberei« oder »Scharlatanerie« verdammt und sanktioniert werden, aber trotzdem eine große Anziehungskraft ausüben.

In der westlichen Medizin fand mit anderen Inhalten eine ähnlich polarisierte Entwicklung statt. Auf der einen Seite waren seit Beginn des 18. Jahrhunderts Naturwissenschaftler überzeugt, die Newtonsche Mechanik verspreche die Herrschaft über die Natur. Die Ärzte glaubten damals, mit der Übernahme der Lehre *Isaac Newtons* (1643 – 1727) von der Berechenbarkeit der Natur als Theorie der Heilkunde könnten sie ihrer Praxis endlich die Gewissheit und Sicherheit geben, welche die Physik versprach. Ein Kreis der hervorragendsten Wissenschaftler des 19. Jahrhunderts um *Emil Dubois-Reymond*, *Ernst von Brücke*, *Herrmann von Helmholz* und *Carl Ludwig*, der sich später zur Berliner Physikalischen Gesellschaft erweiterte, verfolgte mit wahrem Kreuzzugsgeist die Überwindung von bisher in der Wissenschaft vertretenen vitalistischen Konzepten von spezifischen Lebens- und Sinnesenergien. Er erreichte damit innerhalb einer Generation die »Austreibung der Seele aus dem Körper«. *Dubois* schrieb 1842: »Brücke und ich, wir haben uns verschworen, die Wahrheit geltend zu machen, dass im Organismus keine anderen Kräfte wirksam sind, als die gemeinen physikalisch-chemischen.« Die Wissenschaft wurde »Religion im Dienst ihrer eigenen Divinität«[9]. »Wunder« der Medizin waren jetzt erklärbar, Ausdruck des therapeutischen Fortschritts, genauso wie z.B. der Eiffelturm als »Wunder« der Technik keinerlei übernatürlicher Erklärung bedurfte. Die Heilkunst wurde zur Allopathie, zu einem System von Mitteln und Gegenmitteln, das fest überzeugt war, im Besitz der »Wahrheit« zu sein. Dementsprechend bekämpfte oder ignorierte sie alle anderen Strömungen in der Heilkunde und die von ihnen beanspruchten »Wunder« als Trugschlüsse oder Betrügereien »unorthodoxer« Medizin, Kurpfuscherei, Scharlatanerie oder abergläubische Volksheilkunde.

In dieser Gründerzeit der modernen Medizin gehörte zu jenen Gegnern vor allem auch die Homöopathie, ein Medizinsystem, das sich mit dem Prinzip »Ähnliches mit Ähnlichem« in unmessbarer Verdünnung zu behandeln, diametral dem neuen objektivierenden schulmedizinischen Denken gegenüberstellte. Dabei beanspruchten beide Systeme für sich das »wahre« Wissen um die Naturgesetze. Dem Begründer der Homöopathie *Samuel Hahnemann* wurden von seinen Schülern, die ihn einen »von der Vorsehung Auserkorenen« und den »Heiland der Körperwelt« nannten, in einem 1844 kurz nach seinem Tod verfassten Buch wundersame Heilungen auch von schulmedizinisch aufgegebenen Krebskranken zugeschrieben.[10]

Die Polarisierung der Heilkunde hat sich übrigens bis in die Gegenwart fortgesetzt: auf der einen Seite ist die wissenschaftliche Medizin heute von der Idee fasziniert, mit dem Wissen der Genetik die Natur und Krankheiten endgültig beherrschen zu können. Für sie sind unerklärliche Genesungen von Krebserkrankungen statistische Ausreißer, die in einer soliden Analyse ignoriert werden sollten. Auf der anderen Seite nimmt in unserer Zeit, in der der Glaube an Wahrheiten eher von Konventionen abgelöst wird, gesellschaftlich die Bedeutung von »alternativen« Medizinmethoden zu, die jetzt weniger als »unorthodox« sondern eher als »unkonventionell« etikettiert werden. Sie basieren genauso wie früher auf esoterischen oder »naturgesetzlichen« Glaubenssystemen. Nach *Dr. Alexander Lowy* aus Pittsburgh/USA stellen Spontanremissionen bei

Krebserkrankungen, die als Behandlungserfolge unkonventioneller Medizinmethoden ausgegeben werden, den entscheidenden Faktor dar, warum diese Therapieansätze ständig Zulauf finden.[11]

Das Kernelement jeder Religion ist der Glaube an Offenbarungswissen, also an nicht hinterfragbare Wahrheiten. Die Triebkraft von Wissenschaft ist dagegen seit *René Descartes* (1596–1650) der Zweifel. Die moderne Heilkunde weist, obwohl sie sich naturwissenschaftlich begründet versteht, dogmatische Überzeugungen auf, also unwissenschaftliche Glaubenselemente, die in ihren jeweiligen Richtungen natürlich sehr unterschiedlich ausgeprägt sind. Diese Tatsache macht verständlicher, warum das Phänomen von Spontanremissionen bei Krebserkrankungen in der »Schulmedizin« einerseits weit gehend ignoriert oder sogar als »unwissenschaftliches« Thema abgelehnt wurde und andererseits in »alternativen« Medizinansätzen bis vor Kurzem überhaupt kein Thema war, weil in deren eher glaubensmäßig aufgestellten Ursache-Wirkungs-Zuschreibungen unerklärliche Krankheitsverläufe überhaupt keinen Platz hatten.

Selbstheilung ist bei Krankheiten häufig – außer bei Krebs!

»Die Menschen beten um Gesundheit
zu den Göttern.
Dabei sind sie sich nicht gewahr,
dass diese in ihrer Macht liegt.«
Demokrit (ca. 460–380 v. Chr)

Spontanheilungen sind an sich in der Medizin kein seltenes Phänomen. Darauf weist bereits die spöttische Volksweisheit hin: »Eine Erkältung dauert mit einem Arzt eine Woche, ohne Arzt sieben Tage.« Spontan heilen in der Regel die häufigsten Kinderkrankheiten, beispielsweise Windpocken, Röteln, Masern, Mumps, und hinterlassen sogar eine Immunität, die vor einer Wiedererkrankung schützt. Dies ist aber nicht selbstverständlich, denn diese Krankheiten können manchmal tödlich verlaufen. Das gilt besonders für immungeschwächte Kinder, bei Erstinfektionen im Erwachsenenalter und vor allem für Bevölkerungsgruppen, die mit diesen Erkrankungen in ihrer bisherigen Geschichte keine Berührung hatten. So wurden in der Kolonialepoche Indianerstämme in Nord- und Südamerika wesentlich durch derartige, für die meisten von uns eher harmlose Kinderkrankheiten dezimiert. Bei Spontanheilungen von Infektionskrankheiten spielt somit das individuell und in verschiedenen sozialen Gruppen unterschiedlich entwickelte Immunsystem eine entscheidende Rolle.

Spontanheilungen sind auch die Regel bei Schnittwunden oder Knochenbrüchen. Der Chirurg kann lediglich die Bedingungen für die Heilung verbessern, indem er die Bruchstücke in der richtigen Position stabilisiert und komplizierende Wundheilungsstörungen möglichst verhindert. Auch Herzinfarkte können »spontan« heilen. Der Arzt entdeckt dann möglicherweise später bei einer routinemäßigen Gesundheitsuntersuchung eine »Infarktnarbe«, die auf einen früheren, unerkannten Infarkt hindeutet, ohne dass aktuell Herzbeschwerden bestehen. Genauso beobachten Menschen, die an Neurodermitis oder Schuppenflechte leiden, durchaus »Spontanremissionen« ihrer Hauterkrankungen, die zu einem anderen Zeitpunkt wieder mit einem akuten Schub »aufflackern«.

Derartige »Spontanheilungen« bei diesen nicht »bösartigen« Erkrankungen lassen selten an ein »Wunder« denken, da sie durchaus einer alltäglichen medizinischen Erfahrung entsprechen. Konzepte von *Lebenskräften* oder *Selbstheilungskräften* durchziehen die gesamte Medizingeschichte. Krebserkrankungen dagegen sind in der geläufigen Vorstellung »bösartig«: sie führen verschieden schnell *immer* zum Tod, wenn sie nicht rechtzeitig behandelt werden oder die Kranken nicht vorher auf andere Weise sterben. Krebserkrankungen sind auch heute noch sehr stark mit Sterben und Tod assoziiert, obwohl inzwischen nahezu jeder zweite Krebsbetroffene realistisch auf eine dauerhafte Heilung hoffen kann und durch eine kompetente Behandlung Remissionen der Erkrankung noch weit häufiger erreicht werden können. Die spontane Rückbildung einer Krebserkrankung, also ihre Spontanremission oder sogar Spontanheilung, widerspricht der gängigen Vorstellung vom Wesen bösartiger Erkrankungen. 1947 bekräftigte in dem ersten deutschsprachigen Lehrbuch der Krebsmedizin der Gründungsvater des Deutschen Krebsforschungszentrums (DKFZ) in Heidelberg, *Prof. K. H. Bauer,* diese Auffassung »Man sagt: natura sanat, medicus curat.[12] Beim Krebs gibt es eine natürliche Heilung nicht.« Um dem noch mehr Gewicht zu verleihen, zitierte er den ehrwürdigen Vater unserer westlichen Heilkunde, Hippokrates: »Was die Arzneimittel nicht heilen, heilt das Eisen; was das Eisen nicht heilt, heilt das Feuer; was das Feuer nicht heilt, das muss als unheilbar angesehen werden.«

Spontanremissionen bei Krebs – was ist damit genau gemeint?

Um ein Phänomen wissenschaftlich untersuchen zu können, muss zunächst einmal klar sein, was genau untersucht werden soll. Eine derartige Klarheit, was darunter verstanden wird, ist besonders bei dem »medizinischen Wunder« einer Spontanremission oder einer Spontanheilung bei Krebs nötig. In der Tat werden diese Begriffe in Büchern und Zeitschriftenberichten unterschiedlich, manchmal sehr unkritisch auf ein verschieden breites Spektrum von günstigen Krankheitsverläufen angewendet. Nicht selten finden sich Genesungen beschrieben, die durch neue Behandlungskonzepte möglich geworden sind, also zwar nicht selbstverständlich, aber medizinisch gut erklärbar sind.

Im medizinischen Zusammenhang bezeichnet *Remission*[14] die Zurückbildung von Krankheitszeichen. Eine solche Besserung kann durch eine Behandlung erfolgen oder spontan, also »von selbst«[15] eintreten. In der Tat ist es Ziel einer Tumortherapie, eine Remission zu erreichen. Ärzte sprechen dann von einer *Teil-* oder *Partialremission*, wenn die Tumorknoten mindestens um die Hälfte kleiner werden, von einer *Vollremission* oder *kompletten Remission*, wenn die Krankheitszeichen vollständig verschwinden. Bilden sich Tumorknoten zu mehr als 25 Prozent aber weniger als die Hälfte zurück, so spricht man in der Regel von einer nur *geringgradigen Remission*, eben einem *geringen An-*

sprechen oder (in angloamerikanischem Neudeutsch) von einer *minor response*. Veränderungen einer Tumorgröße um weniger als 25 Prozent werden als *stabile Krankheit* (englisch: *stable disease* oder *no change*) beschrieben. Werden Tumorknoten kleiner, so spricht man in der Medizin auch von *Regression*.[16] Remission oder Regression bezeichnen die eindeutige Rückbildung von Krankheitszeichen unabhängig davon, ob es sich um eine vorübergehende oder anhaltende Besserung handelt. Nur wenn die Krankheitszeichen vollständig und auf Dauer verschwinden, kann von *Heilung* gesprochen werden. Die Begriffe *Spontanregression* und *Spontanremission* haben also die gleiche Bedeutung, während *Spontanheilungen* sich nur auf diejenigen ohne Behandlung erfolgten Remissionen beziehen, die vollständig sind und auf Dauer anhalten.

In Einklang mit dieser Begriffsauffassung bezieht sich das in diesem Buch vertretene Verständnis von Spontanremission bei Krebserkrankungen auf die anerkannte Definition der beiden Forscher *Everson* und *Cole*[17], die die wissenschaftliche Untersuchung des seltenen Phänomens vorangetrieben haben. Danach wird unter Spontanremission eine vollständige oder teilweise, vorübergehende oder dauerhafte Rückbildung sämtlicher oder wichtiger Aktivitätsmerkmale einer bösartigen Erkrankung verstanden, die entweder ohne jegliche medizinische Therapie eingetreten ist oder unter Maßnahmen, die in der onkologischen Erfahrung nicht zu einer derartigen Rückbildung führen. Die Rückbildung muss mindestens über den Zeitraum eines Monats anhalten. Für eine Spontanremission muss also zutreffen:

- Die Diagnose der bösartigen Erkrankung ist eindeutig durch eine feingewebliche Untersuchung des Tumors, also zytologisch oder histopathologisch, gesichert.

- Bezieht sich die Rückbildung auf Metastasen eines eventuell vorher operierten Tumors, so muss auch die Metastasierung durch eine Gewebsprobe gesichert sein oder zumindest in bildgebenden Untersuchungen (Röntgen, Ultraschall, Kernspin-Untersuchung) durch typische Befunde für erfahrene Ärzte praktisch zweifelsfrei bestätigt sein.
- Die Tumorrückbildung betrifft entweder den Ausgangstumor (Primärtumor) und/oder Metastasen. Sie ist vollständig oder die Tumorknoten sind – gemessen an zwei senkrecht aufeinanderstehenden Querdurchmessern – mindestens um die Hälfte kleiner geworden.
- Die Tumorrückbildung ist nicht schlüssig erklärbar, das heißt, eine tumorspezifische Behandlung war überhaupt nicht durchgeführt oder erfolglos beendet worden oder die durchgeführten Maßnahmen erklären nach allgemein geteilter onkologischer Erfahrung nicht die Tumorrückbildung.
- Die Tumorrückbildung hält dokumentiert mindestens vier Wochen an.

Manchmal bilden sich nicht alle Metastasen im gleichen Umfang zurück. Eine Verbesserung allein von Laborwerten oder des körperlichen und/oder psychischen Befindens genügt nicht, um von einer Spontanremission sprechen zu können. Diese Definition einer Spontanremission erlaubt eine eindeutige Zuordnung entsprechender Tumorrückbildungen nur dann, wenn keinerlei Krebsbehandlung erfolgt ist. Dies ist eher selten der Fall, da die meisten Krebsbetroffenen natürlich die Möglichkeiten einer medizinischen Behandlung für sich nützen wollen, auch wenn Heilungschancen gering oder nicht mehr realistisch sind. Ob dann eine durchgeführte Behandlung die Tumorrückbildung schlüssig erklärt, hängt auch davon ab, inwieweit die jeweiligen Therapeuten ihr Tun kritisch und selbstkritisch beurteilen. Das Phänomen Spontanremission berührt eben Fragen von Ursache-Wirkungs-Zuschreibungen und fordert auch heraus zu reflektieren, was wir in der Medizin als Therapie bezeichnen. Sollte man von Behandlung sprechen, wenn ein Patient, dessen Krebserkrankung verschwunden ist, berichtet, er habe täglich ein Glas frisch gepressten Obstsaft getrunken?

Spontanremission oder Therapieerfolg?

Unterschiedliche Deutungen des Krankheitsverlaufes entstehen, wenn bei einer von erfahrenen Krebsexperten als nicht mehr heilbar eingeschätzten Krankheit nach einer Therapie mit Krebs-Medikamenten oder nach einer Bestrahlung auch viele Jahre später keine Krankheitszeichen mehr nachzuweisen sind:

Ein 31-jähriger Mann kommt besorgt mit infekttypischen Beschwerden in die Ambulanzsprechstunde. Bei ihm war in einem großen auswärtigen Krankenhaus 13 Jahre zuvor ein bösartiger Tumor im Bauchraum (retroperitoneales Neuroblastom) festgestellt worden. Dieser Tumor, der den Magen und die Bauchspeicheldrüse verdrängt hatte, erwies sich beim chirurgischen Eingriff als inoperabel, sodass lediglich eine Gewebsprobe entnommen wurde. Eine anschließend erfolgte Strahlentherapie zeigte kein Ansprechen. Daraufhin wurde eine niedrig dosierte Chemotherapie begonnen, um das Tumorwachstum vielleicht doch vorübergehend zu bremsen, ohne den leidenden jungen Mann sehr durch Nebenwirkungen zu belasten. Der große Tumor bildete sich darunter erstaunlicherweise im Verlauf von eininhalb Jahren langsam aber vollständig zurück. Zu den anschließenden Kontrolluntersuchungen erschien der junge Mann bald nicht mehr, da er »von Krankenhäusern genug« hatte. Die jetzigen Beschwerden ließen ihn jedoch einen Tumorrückfall befürchten. Dafür gab es erfreulicherweise keinerlei Anhaltspunkt. Es lag in der Tat nur ein eher harmloser Virusinfekt vor.

In der onkologischen Erfahrung ist diese offensichtliche Heilung völlig ungewöhnlich. Selbst eine vorübergehende Tumorrückbildung unter der durchgeführten milden Chemotherapie, nachdem die Strahlentherapie keine Wirksamkeit gezeigt hatte, wäre schon ein überraschendes Ergebnis gewesen. Wissenschaftlich ist dieser schwer erklärliche Krankheitsverlauf somit der Kategorie Spontanremission zuzuordnen, auch wenn die durchgeführten Behandlungsmaßnahmen diese möglicherweise ausgelöst haben.

Unterschiedliche Bewertungen, ob eine Spontanremission vorliegt oder ein angestrebter Behandlungserfolg, sind nahezu die Regel, wenn bei Krebskranken »alternative« oder sogenannte »unkonventionelle« Therapieansätze zum Einsatz kommen:

Ein 65-jähriger Bauer, der in Gesellschaft gern mal ein Gläschen über den Durst trinkt, wird mit Gelbsucht in die Abteilung für Leberkrankheiten einer Medizinischen Hochschule in Taiwan aufgenommen. Er hatte im letzten Monat 10 kg an Gewicht abgenommen. Seine Leber ist enorm vergrößert und 10 cm unter dem rechten Rippenbogen zu tasten. Die Ärzte diagnostizieren eine Leberzirrhose als Folge einer früheren Hepatitis-B-Virusinfektion. Gleichzeitig füllt aber ein im Durchmesser 12 cm großes, nicht mehr operables Tumorkonglomerat die Hälfte der Leber aus. Die Ultraschall- und Computertomografiebefunde, die Gewebsprobe und der extrem erhöhte Tumormarker Alphafoetoprotein (AFP) bestätigen zweifelsfrei einen fortgeschrittenen Leberzellkrebs. Die Ärzte schlagen dem Patienten vor, bei ihm ein neues Chemotherapiemedikament einzusetzen und mittels eines Katheters die Blutversorgung des Tumorknotens zu blockieren. Eine derartige Chemoembolisation solle die Krebszellen von ihrer Nährstoffversorgung abschneiden. Der Patient willigt aber nicht in diese Behandlungen ein. Er wird somit entlassen, soll aber regelmäßig in der Klinik kontrolliert werden.

Der Mann nimmt wieder an Gewicht zu. Zwei Monate später fühlt er sich beschwerdefrei. Noch einen Monat später ist die Leber nicht mehr vergrößert zu tasten. Den Ärzten teilt der Mann nun mit, dass er sich seit der Entlassung mit einer naturheilkundlichen Kräutermischung behandle, ohne dass er sonst seine Lebensgewohnheiten geändert habe. Nach fünf Monaten ist mit Ultraschall und in der Computertomografie lediglich noch eine zirrhotisch veränderte Leber, aber kein Tumor mehr nachweisbar. Der Tumormarker hat sich ebenfalls normalisiert. Diese Vollremission besteht auch nach weiteren zweieinhalb Jahren fort.

Die Ärzte sind natürlich sehr an der durchgeführten offensichtlich so wirksamen Therapie interessiert, und weitere 25 Patienten, die ebenfalls an fortgeschrittenem Leberkrebs leiden, versuchen die gleiche Kräuterbehandlung. Jedoch lässt sich bei keinem dieser 25 Kranken eine Tumorrückbildung beobachten.[18]

Aus naturheilkundlicher Sicht ist die eindrucksvolle Tumorrückbildung ein Beweis für die Wirksamkeit der Kräuterbehandlung. Sie wird mit Verweis auf den »schon aufgegebenen« Patienten weiter propagiert. Wissenschaftlich orientierte Krebsärzte werden dagegen nach der durchgeführten Studie mit der erfolglosen Behandlung von 25 Patienten der naturheilkundlichen Therapie keine beachtenswerte Wirksamkeit für die Krebsbehandlung zusprechen. Dementsprechend erschien der Fallbericht in der angesehenen Fachzeitschrift als »Spontanremission eines Leberkrebses«.

Manche Autoren beziehen in ihre Fallbeschreibungen auch Patienten ein, die erfolgreich eine kompetente Krebstherapie erhalten und bei ihrem Krankheitsstadium die statistische Überlebenszeit deutlich übertroffen haben. Derartige Fallberichte entsprechen jedoch nicht der breit anerkannten Definition einer Spontanremission, wie sie in diesem Buch verwendet wird. Wenn sich beispielsweise bei Frauen im Brustkrebsgewebe sogenannte Hormonrezeptoren gut nachweisen lassen, so sprechen Ärzte von einem hormonempfindlichen Tumor. Treten bei einer derartigen Tumorerkrankung beispielsweise Knochenmetastasen auf, so führen Hormonmedikamente in etwa 80 Prozent der Fälle zu einem Wachstumsstillstand oder sogar zu einer Rückbildung der Metastasen. Diese Tumorkontrolle hält manchmal nur wenige Monate an, in anderen Fällen jedoch viele Jahre. Derartige günstige Krankheitsverläufe sind in der modernen Krebstherapie keineswegs sehr selten. Sie stellen lang anhaltende Behandlungserfolge der Hormontherapie dar, keine Spontanremissionen.

Letztlich bleiben aber immer Krankheitsverläufe, die die Abgrenzung eines ungewöhnlichen Behandlungserfolges von einer Spontanremission recht willkürlich erscheinen lassen, weil keine eindeutigen Unterscheidungslinien zu ziehen sind:

Bei der 29-jährigen Frau *D.M.*, deren Mutter mit 40 Jahren an Brustkrebs verstorben war, wird im März 1989 in einer Universitätsklinik ebenfalls Brustkrebs diagnostiziert. Ihr wird die linke Brust entfernt. Die mit entfernten Achsellymphknoten weisen keine Metastasen auf. (Die Frauenärzte beschreiben das Tumorstadium mit pT2pN0G3M0.) Hormonrezeptoren sind nur teilweise schwach positiv. Eine weitere Nachbehandlung erfolgt damals nicht. 15 Monate später wird die junge Frau wegen Rückenschmerzen in einer orthopädischen Klinik aufgenommen. Dort wird metastatisches Tumorgewebe aus dem Bereich der Lendenwirbelsäule unvollständig entfernt und der betroffene Knochenabschnitt durch eine Metallplatte stabilisiert. Weitere Untersuchungen decken Tumorknoten im Bauchraum und in der Lunge auf. Bei einer Bauchoperation werden beide Eierstöcke entfernt und auch ein Stück Dickdarm, der durch einen 4 cm großen Tumorknoten eingeengt ist. Die feingewebliche Untersuchung durch den Pathologen ergibt eine faustgroße linksseitige Eierstocksmetastase ausgehend vom operierten Mammakarzinom und eine entsprechende Metastase, die den Dickdarm einschnürt. Der große Tumorknoten in der Lunge wird bestrahlt. Gleichzeitig erfolgen sechs Kurse einer intensiven Chemotherapie. Der Tumorknoten in der Lunge bildet sich vollständig zurück und die Lunge ist wieder voll belüftet. Zusätzlich verordnen die Ärzte ein Hormonmedikament (Megestat®).

Wenige Monate nach Beendigung der Chemotherapie treten Kopfschmerzen auf und Mitte 1990 zeigt eine Computertomografie eine 3,5 cm große Metastase im Kleinhirn. Auch diese Metastase wird bestrahlt und verschwindet vollständig. Frau *D.M.* fühlt sich beschwerdefrei. Sie genießt wieder regelmäßig Auslandsurlaube, schreckt auch vor anstrengenden Trekkingtouren nicht zurück. Die Megestat®-Medikation wird noch einige Jahre beibehalten. Noch später bedauert der Arzt in seinem Befundbericht einer Kontrolluntersuchung: »Leider hat der Zigarettenkonsum aufgrund der psychischen persönlichen Belastungen weiter zugenommen.« Die Frau lässt später eine erneute Brustaufbauoperation durchführen und auch zwölf Jahre nach Beendigung der Hirnbestrahlung sind keinerlei Tumorzeichen nachweisbar.[19] Sie nimmt lediglich ein Medikament zur Behandlung ihrer Osteoporose ein.

Erfolg einer kompetenten Tumortherapie – oder Spontanremission? Denn bei einer derartig metastasierten Brustkrebserkrankung bestehen realistisch keine Heilungschancen mehr. Im statistischen Mittel überleben Patientinnen eine derartige Krankheitssituation allenfalls zwei Jahre.

Betrachtet man das gesamte Spektrum von möglichen günstigen und ungünstigen onkologischen Krankheitsverläufen, so können Spontanheilungen als »statistische Ausreißer« im Sinne eines äußerst unwahrscheinlichen günstigen Extremphänomens aufgefasst werden. Dieses Phänomen kann sich dabei auf Krebserkrankungen beziehen, deren Behandlung unterbleibt – auch wenn durch eine kompetente Behandlung die Chance einer Heilung gegeben wäre, genauso aber auch auf fortgeschrittene Tumore, bei denen realistischerweise durch eine medizinische Maßnahmen zwar das Überleben verlängert und auch verbessert, aber keine Heilung mehr erzielt werden kann. Auf der anderen Seite dieses Spektrums von Krankheitsverläufen steht dann das ungünstige Extrem eines jeder Behandlung trotzenden, rasch tödlich verlaufenden Krebsleidens. Zwischen diesen Extremen erstrecken sich Krankheitsverläufe, die in ihrem natürlichen Verlauf oder unter einer onkologischen Behandlung der mehr oder weniger günstigen statistischen »Normalverteilung« entsprechen.

Spontanremission ist nicht gleichzusetzen mit Spontanheilung oder günstigem Krankheitsverlauf

Der Begriff Spontanremission bezieht sich im Gegensatz zum Begriff Spontanheilung nur auf eine Tumorrückbildung, nicht jedoch auf die Remissionsdauer. Spontanremissionen sind also entgegen häufig verzerrenden Darstellungen keineswegs synonym mit Heilung oder Gesundheit zu verstehen und schützen auch nicht vor einer weiteren Krebserkrankung. Patienten, die eine Spontanremission ihrer Krebserkrankung erfahren, können trotzdem einen ungünstigen Krankheitsverlauf aufweisen und schneller versterben, als es ihrer statistischen Überlebenszeit entspricht.

Herr Abel ist ein hagerer 6o-jähriger Geschäftsmann. Zu viel Alkohol hatte ihn über Jahre aus der Bahn geschwemmt. Jetzt hat er sein Leben wieder im Griff. Er ist seit zwei Jahren »trocken«. Vor drei Monaten ist ihm eine Niere entfernt worden: Nierenzellkrebs. Jetzt fallen bei einer Röntgenuntersuchung mehrere Metastasenschatten in beiden Lungen auf. Ich bespreche mit dem beschwerdefreien Patienten offen die Krankheitssituation und schlage vorerst eine Befundkontrolle in einigen Monaten vor. Eine Heilung sei nicht realistisch. Andererseits würde zum jetzigen Zeitpunkt eine nur wenig aussichtsreiche Behandlung sein Befinden mit belastenden Nebenwirkungen verschlechtern. Dieses Vorgehen kommt dem Patienten entgegen. »Ich möchte mein Haus bestellen«, erklärt er, eine Zeit ohne Beschwerden sei ihm für seine derzeitige Arbeit wichtig. Vier Monate später kommt der Patient »notfallmäßig« in die Klinik, nachdem den Ärzten während einer eben abgeschlossenen »Nachsorge-Kur« eine eindeutige Größenzunahme der Lungenmetastasierung aufgefallen war. Bei unverändertem Wohlbefinden wird eine Tumortherapie weiterhin zurückgestellt. Schon beim Verabschieden fragt der Patient resigniert, ob er wirklich seine Berufstätigkeit aufgeben müsse, wie ihm der Kurarzt erklärt habe? Ich frage zurück: »Was hält Sie am Leben?« – »Meine Arbeit!« – »Nun, Sie fühlen sich leistungsfähig – und ich würde, wenn ich leben möchte, nicht das aufgeben, was mich am Leben hält.« Der Patient bricht in Tränen aus, verabschiedet sich sehr dankbar. Fünf Monate später kommt er erneut zu einer Kontrolle. Er habe weiterhin keine Beschwerden, nehme keinerlei Medikamente. Er sei voll beschäftigt und habe »täglich starke Gefühlswallungen« angesichts der Erfahrung, gebraucht und geschätzt zu werden. Außerdem, er habe damit in seinem Alter nicht mehr gerechnet, sei »eine Frau in sein Leben getreten«. Auf den angefertigten Röntgenaufnahmen zeigt sich eine vollständige Rückbildung der Lungenmetastasen. Vier Monate später – private und berufliche Probleme sind nicht mehr auszublenden – treten Symptome einer Hirnmetastasierung auf, an der Herr Abel nach vorübergehender Besserung verstirbt.

Trotz zwischenzeitlicher Spontanremission erlag der Patient knapp eineinhalb Jahre nach Diagnose und Operation seinem Nierenkrebsleiden. Hinsichtlich der Überlebenszeit verlief seine Krankheit damit eher ungünstiger als bei manchen Patienten, deren Metastasen ohne Rückbildung langsam wachsen.

Nicht wenige der in der medizinischen Fachliteratur berichteten Patienten, die eine Spontanremission ihrer Krebserkrankung erfahren hatten, starben später an einem anderen Krebs.[20]

Spontanremissionen in der Medizingeschichte

*»Die Theorie bestimmt,
was wir beobachten können.«*
Albert Einstein (1926)

Durch die ganze Medizingeschichte ziehen sich sporadische Berichte über Patienten, die, bereits todkrank, wider Erwarten von ihrem Krebsleiden genesen sind.

> Überliefert ist beispielsweise vom Ende des 13. Jahrhunderts die wundersame Heilung des jungen italienischen Mönches *Peregrinus* (um 1265–1345) von einem Krebsgeschwür des Fußes. Er habe die Nacht vor der geplanten Amputation im Gebet verbracht. In einer Vision habe Christus sein Krebsgeschwür berührt und *Peregrinus* sei in einen erholsamen Schlaf gesunken. Am Morgen hätte sich den Ärzten eine vollständige Heilung dargeboten. Am 1. Mai 1345 ist der Mönch nach einem dienenden Leben im Alter von mehr als 80 Jahren in seiner Heimatstadt Forli verstorben. Als *Peregrinus Laziosi* wurde der »Apostel der Emilia« 1726 heiliggesprochen; er gilt als Schutzpatron der Krebskranken – und inzwischen auch der AIDS-Patienten.

Manche Diagnose in derartigen historischen Berichten muss sicher in Zweifel gezogen werden. Denn einige Krankheiten, die Ärzte in früheren Jahrhunderten der Diagnose Krebs zuordneten, zählen aus heutiger Sicht nicht zu den bösartigen Erkrankungen. Seit der zweiten Hälfte des 19. Jahrhunderts gilt eine Krebsdiagnose erst nach histologischer oder zytologischer Bestätigung gesichert, das heißt, wenn in einer feingeweblichen Untersuchung unter dem Mikroskop eindeutig Krebszellen nachgewiesen sind. Auch seitdem haben mehrere Tausend Artikel in medizinischen Fachzeitschriften Spontanremissionen bei Krebserkrankungen berichtet.

Von einem Hamburger Arzt wurde 1878 der erste Fallbericht über die Spontanremission einer akuten Leukämieerkrankung veröffentlicht[21]. Der Patient war jedoch verstorben, obwohl die Leukämiezellen verschwunden waren.

Heidelberg 1906: Spontanremissionen – ein Thema der 1. Internationalen Konferenz für Krebsforschung

Im September 1906 eröffnete der renommierte Chirurgieprofessor und Pionier der modernen Krebsmedizin *Prof. Dr. Vincenz v. Czerny* (1842–1916) das Heidelberger »Institut für experimentelle Krebsforschung«. Verbunden mit der Einweihung des Instituts war die *1. Internationale Konferenz für Krebsforschung* in Heidelberg und Frankfurt/Main. Alle führenden Krebsexperten aus ganz Europa und den USA waren mit Vorträgen vertreten, diskutierten und vereinbarten die Gründung einer *Internationalen Vereinigung für Krebsforschung*. Diese erfolgte dann 1908 durch den Begründer der organisierten Krebsforschung, den Internisten *Prof. Ernst von Leyden* (1832–1910) in Berlin. *Prof. Czerny* wurde ihr erster Präsident.

Auf der 1. Internationalen Konferenz für Krebsforschung in Heidelberg referierte *Prof. Czerny* in einem langen Vortrag »Über unerwartete Krebsheilungen«.[22] Diese wissenschaftlichen Ausführungen zum Thema Spontanremission sind auch noch heute lesenswert. Er begann seinen Vortrag mit den Worten:

»Nach den interessanten, zu neuen Hoffnungen berechtigenden Ausführungen des Herrn *von Leyden* möchte ich einige Beobachtungen mitteilen, aus denen hervorgeht, dass auch bei bösartigen Tumoren unerwartete Heilungen vorkommen, die uns zur Vorsicht mahnen bei der Beurteilung, ob eine Besserung oder Heilung in einem solchen Falle allein dem angewendeten Heilmittel zuzuschreiben ist.

Beim Tierexperiment darf es als festgestellt gelten, dass manche, namentlich kleinere Tumoren der spontanen Rückbildung fähig sind. Beim Menschen wurden ab und zu Fälle beobachtet, bei denen die scheinbar schlechteste Prognose im weiteren Verlauf sich als unrichtig herausstellte. Gewöhnlich nahm man dann an, dass die Diagnose falsch war und da man sich zu diesem Geständnis nicht gern entschließt, wurden diese Beobachtungen entweder verschwiegen oder nur verschämt mit einem Fragezeichen mitgeteilt … *Richard Lomer* hat sich ein großes Verdienst erworben, dass er die zerstreuten Mitteilungen gesammelt und darauf hingewiesen hat, dass es in der Natur keinen Zufall gibt und dass wir gerade diesen exzeptionellen Fällen nachspüren sollen, um die näheren Ursachen dieser scheinbaren Ausnahmen von der Regel, dass jeder Tumor ad infinitum wächst, herauszufinden … er sucht auch den näheren Ursachen der Rückbildung von Krebsen nachzuspüren und schlägt neue Bahnen der Forschung vor, um dieselben ausfindig zu machen.«

Prof. Czerny fasste zum Schluss seines Vortrags zusammen:

»Wenn wir kurz das Gesagte rekapitulieren, so sehen wir, dass zweifellos maligne Tumoren der Rückbildung fähig sind. Sehr selten geschieht das ohne chirurgischen Eingriff. Der chirurgische Eingriff kann manchmal durch die unvollkommene Zerstörung des Krebsgewebes dieses zu vermehrter Wucherung anregen und dadurch den Kranken schädigen. In anderen Fällen wird auch bei unvollständiger Entfernung des Krebses der menschliche Organismus befähigt, den Rest der Geschwulst unschädlich zu machen, ja sogar zu vernichten. Von welchen Umständen diese Verschiedenheit des Erfolges abhängt, ist uns noch nicht bekannt; dass die histologische Beschaffenheit der Tumoren dabei eine große Rolle spielt, ist zweifellos ... Ich möchte aber nicht missverstanden werden, als ob ich wegen der Rückbildung von Krebsen, die wir manchmal nach unvollständigen Eingriffen beobachten, die möglichst radikale und möglichst frühzeitige Operation, die uns bisher allein vorwärts gebracht hat, diskreditieren möchte.«

Eigentlich hätte man von dieser Internationalen Krebskonferenz eine große Schubkraft auch für die systematische Erforschung von Spontanremissionen erwarten können. Aber mit Beginn des Ersten Weltkriegs wurde die bis dahin weltweit führende organisierte deutsche Krebsforschung für lange Zeit isoliert. Eine amerikanische Übersichtsarbeit aus dem Jahr 1918 von *Rohdenburg*, die 302 Fälle von Spontanremissionen diskutierte, wurde wenig wahrgenommen[23]. Er lieferte bei 185 Fällen Zusammenfassungen des Krankheitsverlaufes und 103 Fälle zählte er zu denen, die auch »den strengsten Überprüfungen standhalten«, während bei den anderen »leichte bis mehr oder weniger starke Zweifel an der Diagnose aufkommen«.

Wenige Jahre später verloren im Rahmen der antisemitischen Repressalien fast alle führenden deutschen Krebsforschungsinstitute ihre Direktoren und Abteilungsleiter durch Emigration und Deportation. Das Heidelberger »Institut für experimentelle Krebsforschung« wurde geschlossen. Der Nachfolger von *Prof. Czerny* auf dessen Heidelberger Lehrstuhl, *Prof. Werner*, starb im Konzentrationslager Theresienstadt, genauso wie *Prof. Hans Hirschfeld*, der früh am Berliner Institut für Krebsforschung gearbeitet hatte und international als wissenschaftlich renommiertester Hämato-Onkologe zwischen beiden Weltkriegen galt.

Heidelberg 1949: »Spontanremissionen gibt es nicht«

1943 übernahm *Prof. Karl Heinrich Bauer* den Heidelberger Chirurgielehrstuhl, den früher *Prof. Czerny* innegehabt hatte. Er hatte sich mit seiner »Mutationstheorie der Geschwulstentstehung« einen Namen gemacht und konnte schließlich 1964 sein Lebenswerk mit der Gründung des Deutschen Krebsforschungszentrums (DKFZ) krönen. Im Gegensatz zu *Prof. Czerny* blieb es ihm jedoch versagt, eine Klinik in das Krebsforschungszentrum zu integrieren. Grundlagenforschung und klinische Forschung gingen nun in Deutschland getrennte Wege. *Prof. Czerny* konnte dagegen 1906 noch in seiner Einweihungsrede verkünden: »Wir predigen das Evangelium der Heilbarkeit des Krebses und glauben deshalb auch an die werbende Kraft des Institutes, aus dem zahlreiche der unglücklichen Kranken geheilt, viele gebessert und alle getröstet und erleichtert von ihren Beschwerden herausgehen sollen.«

Eine systematische Spontanremissionsforschung war durch die Trennung von Grundlagenforschung und Patientenbehandlung sehr erschwert. Denn unerklärliche Tumorrückbildungen werden nicht in Laboratorien beobachtet, sondern in der Sprechstunde oder am Krankenbett. Mit diesen Beobachtungen wird dort oft so verfahren, wie – bereits oben ausgeführt – *Prof. Czerny* 1906 beschrieben hat: »Gewöhnlich nahm man dann an, dass die Diagnose falsch war und da man sich zu diesem Geständnis nicht gern entschließt, wurden diese Beobachtungen entweder verschwiegen oder nur verschämt mit einem Fragezeichen mitgeteilt.«

Diese Hemmung, derartige Beobachtungen mitzuteilen, nahm noch zu. Denn 1949 veröffentlichte *Prof. Bauer* sein Buch »Das Krebsproblem«, das für Jahrzehnte der Wegweiser der deutschsprachigen Krebsmedizin sein sollte. In ihm wird das Phänomen von Spontanremissionen bei

Krebserkrankungen verneint und derartige Beobachtungen werden als Fehldiagnosen abgetan. In einer für den damals profiliertesten deutschen Krebsforscher fremd anmutenden Dogmatik bemüht *Prof. Bauer* sogar den antiken Arzt *Galen* (ca. 129–199 n. Chr.): Dieser habe bereits Krebs als »Krankheit wider die Natur« bezeichnet, deshalb könne es keine natürliche Krebsheilung geben. Falls das Phänomen aber wirklich vorkomme, so sei dies so selten, dass man sich nicht damit zu beschäftigen brauche:

> »Beim Krebs gibt es eine natürliche Heilung nicht. Eine Gesundung aus eigenen Abwehrkräften des Organismus, eine sog. *Selbstheilung*, ist zwar immer wieder behauptet, ... aber so gut wie *noch nie einwandfrei bewiesen* worden. Aber selbst wenn sie vorkäme, so wäre das angesichts der wenigen Fälle behaupteter Selbstheilungen im Vergleich mit den schätzungsweise zwei Millionen Krebskranken je Jahr vielleicht eine Chance von eins zu einer Million. Krebs ist eben wie schon *Galen* sagte, ein morbus contra naturam. So gibt es keine sanatio naturalis, sondern nur eine sanatio curativa medici.«[24]
>
> »Seit der großen Zusammenstellung (Rothenburg 1918, Frauchiger 1929) sind noch weitere Fälle von angenommener Spontanheilung ... mitgeteilt worden ... Am wenigsten glaubwürdig sind Mitteilungen von Spontanheilung intraabdominaler Krebse nach bloßer Probelaparatomie ... Oft genug wird es auch anderswo ähnlich sein: der Hauptgrund für die ›Selbstheilung‹ bei einem Krebskranken ist die *Fehldiagnose* bei seinem Arzt ... Aber was sind schließlich jene paar Dutzend umstrittener Fälle Spontanheilungen gegenüber den vielen Millionen Krebskranker der gleichen Zeit, Kranker, bei denen nichts variiert als nur die Zeit zwischen der Krebsdiagnose und dem Krebstod! Gibt es also keine sanatio naturalis, so ist jeder Fall, der geheilt wird zugleich Beweis für die *sanatio curativa*. «[25]

Die ablehnende Haltung des verdienten Krebsforschers gegenüber einer Krebsheilung durch »Selbstheilungskräfte« wird vor dem zeitgeschichtlichen Hintergrund verständlich. Während der Zeit des Nationalsozialismus mit seiner »Neuen Deutschen Heilkunde« waren sogenannte »naturheilkundliche« Medizinkonzepte sehr gefördert worden. Diese sahen Krebserkrankungen ursprünglich als Ausdruck einer »Dyskrasie« oder »Dysämie«, also einer fehlerhaften Zusammensetzung der »Körpersäfte« und des Blutes, die ihre Wurzeln in der »zunehmenden Zivilisation und der damit verbundenen Entfernung von der Natur« hätten. Somit wurden von den Naturheilkundlern alle Ansätze einer lokalen Krebstherapie durch Operation oder Strahlentherapie verworfen. Stattdessen hatten sie eine »Entgiftung« des Körpers durch »vegetarische Kost, Darmtraining, Körperbewegung und Freiluftleben« propagiert. Derartige unwissenschaftliche Konzepte einer »Selbstheilung« haben bei dem berühmten Krebschirurgen wohl selbst das Blut in Wallung gebracht. Zeigte ihm doch sein klinischer Alltag, wie entscheidend eine rechtzeitige Operation für die Chancen einer Krebsheilung war.

Zudem hatte sich in der Ära von *Prof. K. H. Bauer* das wissenschaftliche Modell der Krebserkrankung verändert. Die Gründungsväter der organisierten Krebsforschung, *Prof. von Leyden* und *Prof. Czerny,* hatten Krebs noch als Infektionskrankheit durch einen noch unbekannten Erreger aufgefasst. Im Modell einer Infektionskrankheit sind Spontanheilungen durchaus denkbar. Seit 1910 hatten sich in der Wissenschaft dann zellpathologische Erkenntnisse weitgehend durchgesetzt, die Veränderungen an der Erbsubstanz von Körperzellen – Mutationen – durch radioaktive Strahlen oder chemische Stoffe als Krebsursache darstellten. Besonders zukunftsweisend erwies sich dabei die Mutationstheorie von *Prof. K. H. Bauer* selbst. 1928 wurde deren Grundgedanke in der Deutschen Medizinischen Wochenschrift schon dahingehend formuliert, dass »mutierte Gene und Chromosomen als die letzten stofflichen Träger der Geschwulstkrankheiten« anzusehen seien. Das neue *klonale* Krebsmodell mit einer Zelle, die durch eine Mutation entartet und sich dann unkontrolliert teilt, entsprach der Katastrophenanalogie eines losgelösten Schneeballs, der in einer entsprechenden Umgebung zu einer zerstörerischen Lawine anwächst. Mit diesem Modell sind Spontanremissionen nicht mehr vereinbar. Denn eine Lawine wächst auf ihrem Weg ins Tal allenfalls unterschiedlich stark. Noch nie wurde aber beobachtet, dass eine Lawine auf ihrer zerstörerischen Fahrt anhält und sich wieder völlig zurückbildet. Somit war es nicht verwunderlich, dass Spontanremissionen von Krebserkrankungen für einige Jahrzehnte in einen »blinden Fleck« wissenschaftlicher Aufmerksamkeit gerieten.

Der Physiker *Albert Einstein* hatte 1926 formuliert: »Die Theorie bestimmt, was wir beobachten können.« Dass diese Aussage in der Medizin nicht nur für Spontanremissionen gilt, zeigt ein anderes Beispiel der Krebsforschung: Der junge New Yorker Krebsforscher *Dr. Francis Rous* konzentrierte sich in seinen Untersuchungen auf das Hühnersarkom, eine Krebsart, die in den auf Massentierhaltung eingerichteten Hühnerfarmen enorme Schäden verursachte. Bereits 1911 veröffentlichte er seine Beobachtung, dass diese Krebsart mit einer zellfreien, aus Tumorgewebe gewonnenen Filtratlösung auf gesunde Hühner übertragen werden könne. Das Filtrat musste also ein krebsauslösendes infektiöses Partikel enthalten – viele Jahre später wurde es *Rous Sarcoma Virus* (RSV) genannt. Wie oben beschrieben, war jedoch in der Wissenschaft inzwischen die Infektionstheorie für Krebs durch ein »moderneres« Modell abgelöst worden. Die Forschungen von

Prof. Rous stießen somit auf wenig Resonanz. Erst in den 1950er Jahren blühte die Krebsvirologie auf. Die unterschiedlichen Modelle waren kein Widerspruch mehr, als die Fähigkeit mancher Viren zu krebsauslösenden Mutationen gezeigt werden konnte. *Prof. Rous* war schon 87 Jahre alt, als ihm schließlich 1966 für seine Entdeckungen auf dem Gebiet der tumorerzeugenden Viren der Nobelpreis für Medizin verliehen wurde. Nach heutigen Erkenntnissen sind Viren beteiligt an der Entstehung der weltweit häufigsten Krebsarten: Leberzellkrebs (Hepatozelluläres Karzinom) und Gebärmutterhalskrebs (Zervixkarzinom). Als ich 1972 mein Studium der Medizin an der Universität Erlangen begann, wurde dort Prof. *Harald zu Hausen* auf den neu gegründeten Lehrstuhl für Klinische Virologie berufen. *Prof. zu Hausen* hat 2008 den Nobelpreis für Medizin verliehen bekommen und wurde damit für seine Forschungsarbeiten gewürdigt, die aufzeigten, dass *Humane Papillomviren* (HPV) an der Entstehung von Zervixkarzinomen beteiligt sind.

Möglich geworden ist damit eine Impfung von Mädchen und jungen Frauen, die sie weitgehend vor Gebärmutterhalskrebs schützt.

Spontanremissionen als Hinweis auf ein starkes Immunsystem?

In der zweiten Hälfte des 20. Jahrhunderts konnten die wichtigsten Komponenten des menschlichen Immunsystems und ihre Wirkmechanismen entschlüsselt werden: Antikörper, unterschiedlich aktivierte Abwehrzellen, Zellbotenstoffe (Zytokine). Nachdem durch verschiedenste Untersuchungen klar geworden war, wie häufig Mutationen in Zellen sind und dass nur eine kleine Minderheit von Krebszellen, die im Körper streuen, später weitere Krebsabsiedelungen – Metastasen – bilden, erhielt eine Theorie der Immunüberwachung (*immune surveillance*) breite Akzeptanz. Diese besagt, dass im Körper, in dem sich täglich Milliarden Zellen teilen, dabei immer auch ein kleiner Prozentsatz von genetisch »bösartig« veränderten – mutierten – Zellen entsteht, die aber von einem intakten Immunsystem erkannt und beseitigt werden, ohne dass Krankheitszeichen auftreten. Beobachtungen von Spontanremissionen erschienen mit diesem Konzept der Tumorabwehr plausibel, besonders da bei vielen spontanen Tumorrückbildungen ein zeitlicher Zusammenhang mit fieberhaften Infektionen oder unvollständiger operativer Tumorentfernung und dahingehend angeregten Immunreaktionen auffiel. In der Tat erschienen jetzt in den medizinischen Fachzeitschriften deutlich mehr Fallberichte von Spontanremissionen.

Dies registrierte auch der französische Forscher *J. Fauvet*. Er durchforstete 1960 mit seinen Mitarbeitern die medizinische Literatur seit 1866 nach Beschreibungen von Spontanremissionen und sie akzeptierten 175 Fallberichte als ausreichend belegt.[26] 1964 fügten sie weitere 27 Fälle hinzu.[27]

1966 erschienen dann erstmals zwei Bücher zum Thema Spontanremissionen bei Krebs. Der Pathologe *Dr. William Boyd* fasste in seinem Buch 93 eindeutige Fallberichte zusammen[28] und schlug vor, ein Register für derartige günstige Krankheitsverläufe einzurichten, solange man diese noch nicht erklären könne. Die beiden Chirurgen *Dr. Tilden Everson* und *Dr. Warren Cole* präsentierten in ihrem klassisch gewordenen Buch aus über tausend Beschreibungen der Medizinliteratur 176 Fälle, später kamen noch sechs weitere Fälle dazu.[29] Sie räumten ein, dass Spontanremission vielleicht nicht der glücklichste Begriff für das Phänomen einer unerwarteten Krebsrückbildung sei. Zutreffender wäre es, von »biologischer Remission« zu sprechen. Denn es gäbe ja sicher Ursachen, die aber mehr im Körper als von außen kommend zu suchen seien.

Die moderne Immuntherapie von Krebserkrankungen wurde maßgeblich durch die persönliche Beobachtung einer eindrucksvollen Spontanremission angeregt.

So berichtete der Pionier der modernen Immuntherapie und chirurgische Leiter des amerikanischen Nationalen Krebsinstituts in Bethesda, *Prof. Steven Rosenberg*, 1972 in der angesehenen Fachzeitschrift *Cancer* von einem Patienten, den er 1968 wegen Gallensteinen operiert hatte. Die damaligen Untersuchungen hatten zudem einen Zungenkrebs aufgedeckt, der problemlos entfernt werden konnte. *Professor Rosenberg* kannte den Patienten aber von früher: 1956 war der damals 51-jährige, sehr dem Whiskey zugeneigte Mann, sichtlich krank, wegen starker Gewichtsabnahme, Oberbauchschmerzen und vergrößerter Leber in die Klinik gekommen. Bei der Operation hatte sich ein Drüsenkrebs des Magens herausgestellt. Dieser Tumor war damals mit einer Zweidrittel-Resektion des Magens vollständig herausgeschnitten worden, die Leber hatte aber bereits mehrere bis 4 cm große Metastasen gezeigt. Diese waren bei der Operation durch eine Gewebsprobe zwar histologisch gesichert, jedoch nicht entfernt worden. Zehn Tage nach der Magenoperation war eine lebensbedrohliche eitrige Entzündung der Bauchhöhle aufgetreten, die eine erneute Operation notwendig gemacht hatte, um den Eiter zu entleeren. Der Patient hatte sich danach gut erholt, wieder gut an Gewicht zugenommen. Zwölf Jahre später fanden die Chirurgen bei der Gallenblasenoperation eine unauffällige Leber und auch sonst keinen Hinweis mehr auf die frühere Magenkrebserkrankung.[30]

In den folgenden Jahren gelang es *Prof. Rosenberg* bei Patienten, deren Krebserkrankung bereits unheilbar metastasiert war, mit aktivierten Immunzellen und Zellbotenstoffen eindrucksvolle Tumorrückbildungen zu erreichen – wenn auch mit beträchtlichen Nebenwirkungen. Damit zeigte er auf, dass Tumorknoten prinzipiell immunologisch beseitigt werden können.[31]

1974: 1. Weltkonferenz über Spontanremissionen in Baltimore/USA

Im Mai 1974 fand daraufhin an der amerikanischen Universität Johns Hopkins in Baltimore die erste Weltkonferenz über Spontanremissionen statt, auf der *Dr. Cole* auch die Fälle seines Buches und mögliche ursächliche Wirkmechanismen sehr ausführlich diskutierte. Immunologische Modelle wurden am meisten angesprochen, daneben auch hormonelle und vereinzelt psychologische Faktoren. Ein Kongressband dokumentierte die Beiträge.[32] Die *1. Internationale Konferenz für Krebsforschung* 1906 in Heidelberg und Frankfurt und die damals zum Thema Spontanremissionen gemachten Ausführungen waren zu diesem Zeitpunkt längst in Vergessenheit geraten.

Prof. Lewis Thomas (1913–1993), Dekan der medizinischen Fakultät der Universität Yale und dann Direktor des weltweit größten Krebsforschungszentrums, des New Yorker Sloan Kettering Cancer Center, der an der Konferenz teilgenommen hatte, fasste später zusammen:

»Das seltene aber spektakuläre Phänomen von Spontanremissionen bei Krebspatienten taucht in der medizinischen Literatur immer wieder auf, völlig unerklärlich aber real, ein hypothetischer Strohhalm, an den man sich bei der Suche nach Heilung klammert. Da kommen von Zeit zu Zeit Patienten mit sehr weit fortgeschrittenem Krebs jenseits jeder Heilungsmöglichkeit. Bei der Operation findet der Chirurg Metastasen in der Leber und überall in der Bauchhöhle, und der Patient wird zum Sterben nach Hause geschickt, nur um zehn Jahre später krankheitsfrei und gesund wieder aufzutauchen. Es gibt jetzt mehrere hundert derartiger Fälle in der wissenschaftlichen Weltliteratur, und niemand bezweifelt die Validität der Beobachtung.

Aber niemand hat den Schimmer einer Idee, wie es zustande kommt. Manche argumentieren mit einer plötzlichen Mobilisation der Immunabwehr, andere denken, dass eine Infektion durch Bakterien oder Viren irgend etwas bewirkt hat, was die Krebszellen zerstört, aber niemand weiß es wirklich. Es ist ein faszinierendes Geheimnis, aber gleichzeitig auch eine solide Basis für Hoffnung für die Zukunft. Wenn es mehreren hundert Patienten gelungen ist, dies zu tun, nämlich eine große Vielzahl von bösartigen Zellen aus eigener Kraft zu beseitigen, dann ist sicherlich die Möglichkeit vorstellbar, dass die Medizin lernen kann, den gleichen Vorgang gewollt zu erreichen.«[33]

In den folgenden Jahren häuften sich Fallberichte von Spontanremissionen in medizinischen Fachzeitschriften, die zudem im Vergleich zu früher zunehmend besser und kritischer dokumentiert sind. Für den Zeitraum von 1966 bis 1987 stießen die kanadischen Forscher *G.B. Challis* und *H.J. Stam* bei der Durchsicht von 1199 entsprechenden Veröffentlichungen auf 505 derartige Krankheitsverläufe.[34]

Psychoneuroimmunologie und die Apollo-14-Mission zum Mond: Schubkraft für die Spontanremissionsforschung

In den 1970er Jahren entwickelte sich das Forschungsgebiet der *Psychoneuroimmunologie (PNI)*. Denn in bahnbrechenden Untersuchungen hatten Forscher gefunden, dass im menschlichen Körper Immunreaktionen abhängig von psychischen Faktoren unterschiedlich ablaufen und enge Vernetzungen von Gehirn, Nervensystem, Hormonsteuerung und Immunsystem aufgezeigt. Weltweite Aufmerksamkeit erhielten einige Untersuchungen in England und den USA, die bei Brustkrebspatientinnen mit bestimmten Persönlichkeitsmerkmalen eine bessere Überlebenszeit belegten.[35]

Psychologische Faktoren schienen damit der Schlüssel zu dem Geheimnis zu sein, warum der Körper manchmal in der Lage ist, mit seinem Immunsystem Tumorknoten zu zerstören. Das kalifornische *Institute of Noetic Sciences* wollte dazu beitragen, dieses Geheimnis zu lüften. Denn der Vizepräsident dieses Forschungsinstituts, *Brendan O'Regan,* litt selbst an einer bösartigen Erkrankung und startete ein Programm – *The Inner Mechanisms of the Healing Response Program* –, das dazu beitragen sollte, die »inneren Mechanismen der Heilung« zu erhellen.

Das *Institute of Noetic Sciences* war 1973 von *Dr. Edgar Mitchell* ins Leben gerufen worden. Er war zwei Jahre zuvor als Astronaut mit dem Raumschiff Apollo-14 auf dem Mond gelandet. Auf der Rückreise hatte diesen pragmatischen Ingenieur und Marinetestpiloten beim Blick auf die frei im Raum schwebende Erde ein tiefes Gefühl universaler Verbundenheit und göttlicher Nähe überwältigt. Er empfand gleichzeitig eine intuitive Gewissheit, das Leben im Universum sei mehr als ein Zufallsereignis. Mit einem umfassenderen Verständnis von »Psyche« als dem der herkömmlichen psychologischen Forschung, wollte er deshalb mit dem neuen *Institute of Noetic Sciences* dazu beitragen, den »inneren Raum« des Bewusstseins, subjektiven Erlebens und intuitiven Wissens mit dem gleichen kritischen Denken und wissenschaftlichen Eifer auszuloten, die die Erforschung des Weltraums und seine Reise zum Mond möglich gemacht hatten.

Unter denen, die die ersten Forschungsmittel aus dem *The Innner Mechanisms of the Healing Response Program* erhielten, waren der junge Strahlentherapeut *Dr. Carl Simonton* und seine Frau, die Psychologin *Stephanie Simon-*

ton. Sie hatten die Behandlung von Krebspatienten durch Entspannungs- und Imaginationsübungen ergänzt und 1978 in einem Buch beschrieben, wie Krebspatienten mit dieser »revolutionären«, mehr ganzheitlichen »Simonton-Therapie« ihre Überlebenszeit durchschnittlich mehr als verdoppelt hätten.[36] Diese Aussagen wurden in der Medizinwelt heftig kritisiert, wodurch das Buch weltweit noch schneller auf den Bestsellerlisten vorrückte. Bei einem Treffen in Kalifornien erzählte mir *Stephanie Simonton*, wie in dem durch das *Healing Response Program* geförderten, systematischen Forschungsprojekt gleich einer der ersten Patienten eine spektakuläre Rückbildung seiner fortgeschrittenen Krebsgeschwülste im Kopf und Halsbereich zeigte – ein Ergebnis, das sich dann jedoch bei keinem anderen Patienten mehr beobachten ließ. War es ein Heilerfolg der *Simonton-Visualisierungsmethode* oder eine davon unabhängige Spontanremission?

Brendan O'Regan startete jetzt das ehrgeizige *The Remission Project*, das darauf abzielte, die gesamte medizinische Weltliteratur gründlicher als je zuvor nach Fällen von Spontanremissionen zu durchsuchen. Zusammen mit seiner Mitarbeiterin *Caryle Hirshberg* wertete er mehr als 800 in 20 verschiedenen Sprachen herausgegebene Fachzeitschriften aus und fand 3500 dahingehende Artikel. Ihre immense Recherche ist in dem bisher umfangreichsten Buch zum Thema Spontanremission zusammengefasst.[37] Es erschien kurz nach *Brendan O'Regans* frühem Tod und stellt 216 Fälle von Spontanremissionen bei Krebs ausführlicher dar.

Im Juni 1991 lud die Deutsche Krebshilfe auf Initiative des Nürnberger Krebsspezialisten, *Prof. Walter Michael Gallmeier*, zu einer ersten weltweiten Expertenkonferenz zum Thema »Psychoneuroimmunologie und Krebs« nach Tutzing am Starnberger See ein.[38] Eingeladen war auch

Brendan O'Regan, der dort vor führenden Wissenschaftlern und Krebsspezialisten die bisherigen Ergebnisse seiner Literaturrecherche referierte. Letztlich beschränkte sich das Echo des Vortags auf interessiertes Zuhören, kurze spekulative Diskussionen und unschlüssiges Schulterzucken.

Caryle Hirshberg interviewte zusammen mit dem bekannten Journalisten *Marc Ian Barash* – auch er litt an Krebs – etliche der Patienten, auf deren ungewöhnlichen Krankheitsverlauf sie im Rahmen des Forschungsprojektes mit *Brendan O'Regan* gestoßen war. Sie sprachen auch mit Menschen, deren Krankheit unter einer kompetenten Krebstherapie besonders günstig verlaufen war, ohne dass also eine Spontanremission vorlag. Ihr Buch »Unerwartete Genesung«[39] avancierte 1995 rasch zum internationalen Bestseller und weckte das breite Interesse der Medien für das Thema Spontanremissionen.

1997: Internationales Symposion »Spontanremissionen in der Onkologie« in Heidelberg

Vor diesem Hintergrund erhielt das *Internationale Symposion Spontanremissionen in der Onkologie*, das im April 1997 im Deutschen Krebsforschungszentrum in Heidelberg mit Unterstützung der Deutschen Krebsgesellschaft und der Deutschen Krebshilfe stattfand[40], ein für eine wissenschaftliche Fachtagung außergewöhnliches Medienecho. Niemanden unter den Teilnehmern war zu diesem Zeitpunkt mehr bekannt, wie weitsichtig am gleichen Ort 90 Jahre zuvor *Prof. Vincenz Czerny* für die wissenschaftliche Erforschung von Spontanremissionen bei Krebserkrankungen plädiert hatte. Doch genau in seinem Sinn unternahm das Symposion den Versuch, dieses seltene Phänomen mehr in die ernsthafte wissenschaftliche Diskussion zu bringen, um Erfolg versprechende zukünftige

Forschungswege aufzuzeigen. Nach der 23 Jahre zurückliegenden Konferenz von Baltimore war die Heidelberger Tagung erst die zweite internationale Fachtagung zum Thema Spontanremissionen.

Seitdem werden diese ungewöhnlichen Krankheitsverläufe in der Krebsmedizin etwas selbstverständlicher diskutiert. Denn grundlegend geändert hat sich inzwischen auch das wissenschaftliche Verständnis der Krebserkrankung. Das Lawinenmodell der Krebserkrankung hat endgültig ausgedient. Eine unkontrollierte Teilung von Zellen – eine Proliferation – reicht noch nicht aus, dass bei Menschen eine Krebserkrankung auftritt. Dazu müssen in diesen Zellen gleichzeitig noch biologische Kontrollmechanismen gestört sein, die normalerweise in derartig unkontrolliert entstehende Zellen ein »Selbstmordprogramm« auslösen, das die Zellen zum Absterben bringt. Das komplexe Zusammenspiel von aktivierenden und hemmenden (inhibitorischen) Regulationsmechanismen der Zellteilung und -vermehrung ist heute in den Mittelpunkt des Forschungsinteresses gerückt. Das seltene Phänomen von Spontanremissionen kann dabei als natürliches Modell biologischer Tumorkontrolle aufgefasst werden. Es zeigt auf, dass Malignomerkrankungen grundsätzlich als potenziell reversibler Prozess aufgefasst werden können. Die genaue Analyse von Spontanremissionen kann zu neuen Erkenntnissen über biologische Mechanismen führen, die einer unkontrollierten Zellteilung entgegensteuern und sogar manifeste Tumorknoten zur Rückbildung bringen.

Wie häufig sind Spontanremissionen?

Prof. Karl Heinrich Bauer hatte 1949 Spontanremissionen – wobei er bezweifelte, dass es dieses Phänomen überhaupt gebe – vielleicht bei einem von einer Million Krebskranker eingeräumt. Viele Jahre zuvor hatte *Prof. E. F. Bashford,* der 1902 zum Forschungsdirektor des in Großbritannien eben gegründeten *Imperial Cancer Research Fund* ernannt worden war und der auf der 1. Internationalen Konferenz für Krebsforschung in Heidelberg mit *Prof Czerny* über Spontanremissionen diskutiert hatte, deren Häufigkeit auf eins zu hunderttausend geschätzt.[41] Diese Zahl wird seitdem immer wieder zitiert, obwohl sie auf keiner Datenerhebung beruht. Allgemein verlässliche Häufigkeitsangaben für Spontanremissionen aller Krebsarten können bisher nicht gemacht werden, da es keine systematischen Untersuchungen gibt. Derzeit werden jährlich in den medizinischen Fachzeitschriften etwa 20 bis 30 Fälle von onkologischen Spontanremissionen berichtet. Die Dunkelziffer nicht berichteter oder nicht als solche erkannter Spontanremissionen ist wohl beträchtlich. Gründe dafür sind:

- Der Arzt kennt das Phänomen Spontanremission nicht.
- Der Arzt vermutet aufgrund des günstigen Verlaufes eine Fehldiagnose.
- Der früher behandelnde Arzt wird gemieden, weil er den Krebskranken auf einen baldigen Tod hingewiesen hatte.
- Erstbehandelnde Ärzte verlieren den Patienten aus anderen Gründen aus den Augen und glauben, dieser sei bereits seiner Krankheit erlegen.

- Remissionen werden als Erfolg einer unkonventionellen Therapie gewertet.
- Kurzzeitige Spontanremissionen werden nicht erfasst oder bei erneutem Tumorwachstum nicht mehr als berichtenswert erachtet.
- Die Remission ist ungenügend dokumentiert, sodass ein Bericht unterbleibt.
- Der Arzt scheut die Mühen, einen fundierten Fallbericht zu verfassen und in einer kritischen Fachzeitschrift zu veröffentlichen.
- Ärzte fürchten durch Fallberichte über Spontanremissionen in den Ruf wissenschaftlicher Leichtgläubigkeit oder Unseriosität zu kommen.
- Viele Fachzeitschriften haben für Fallberichte eine sehr restriktive Publikationspolitik.

Aus Fallsammlungen von Spontanremissionen ist auch deshalb nur ungenau auf ihre allgemeine Häufigkeit zu schließen, weil in den Veröffentlichungen manchmal gewisse bösartige Erkrankungen ganz ausgeklammert bleiben und allgemein an die Diagnose und Remission der Krebserkrankungen unterschiedlich strenge Anforderungen gestellt werden. *Everson* und *Cole* berücksichtigten beispielsweise im Unterschied zu *Challis* und *Stam* keine Remissionen von bösartigen Lymphknotenerkrankungen (malignen Lymphomen) und auch nicht von Leukämien. Manche Autoren werten nur eine Rückbildung von Metastasen z. B. in der Lunge, wenn diese genauso wie der Ausgangstumor durch eine Gewebsprobe als bösartig bestätigt sind.

Manche Autoren, wie *Caryle Hirshberg* beziehen in ihre Fallsammlungen auch Patienten ein, die eine kompetente Krebstherapie erhalten haben und bei ihrem Krankheitsstadium die statistische Überlebenszeit deutlich übertroffen haben. Damit steigt die Häufigkeit von »Spontan-remissionen« immens an, weil wirkliche Spontanheilungen und Behandlungserfolge vermischt werden. Derartige Fallberichte entsprechen jedoch nicht der breit anerkann-ten Definition einer Spontanremission, wie sie in diesem Buch verwendet wird.

Notwendig ist eine differenzierte Analyse

Spontanremissionen kommen offensichtlich bei allen Krebsarten vor. Die meisten berichteten Spontanremissio-nen beziehen sich aber auf recht wenige Malignomarten: Schwarzer Hautkrebs (maligne Melanome), Nierenzellkar-zinome, kindliche Neuroblastome und bösartige Lymph-knotenerkrankungen (Maligne Lymphome) einschließlich Erkrankungen an chronischer lymphatischer Leukämie (CLL). In den letzten Jahren werden vermehrt Spontan-remissionen von verschiedenen akuten und chronischen Leukämieerkrankungen berichtet. Denn bei ihnen lässt sich heute eine Spontanremission durch verbreitete moderne Laboruntersuchungen im Vergleich zu früher zweifels-freier erhärten und dokumentieren, sodass Wissenschaftler weniger zögern, den ungewöhnlichen Krankheitsverlauf zu veröffentlichen.

Wegweisend ist beispielsweise die elaborierte Analyse der Spontanremission einer chronischen myeloischen Leu-kämie (CML) bei einem 45-jährigen japanischen Mann. Bei ihm bestanden die für das Krankheitsbild typischen Veränderungen: vermehrt weiße Blutkörperchen (Leuko-zyten) und Blutplättchen (Thrombozyten), eine leichte Blutarmut (Anämie) und eine vergrößerte Milz und Leber. Im Knochenmark fanden sich ebenfalls entsprechende Störungen der Blutbildung. Zudem war in den wiederhol-ten Untersuchungen das für diese Leukämie charakteristi-sche Philadelphia-Chromosom nachweisbar. Der Patient wurde vorerst ohne Behandlung kontrolliert. Etwa vier Monate nach der Diagnose besserten sich die Blutwerte, Leber und Milz normalisierten sich größenmäßig. Zwei Jahre später war in der zytogenetischen Untersuchung kein Philadelphia-Chromosom mehr nachweisbar. Auch weitere molekulargenetische Tests verliefen negativ. Der Mann fühlt sich auch nach einer Beobachtungszeit von elf Jahren seit der Diagnose gesund und zeigt keinerlei Hinweise auf einen Rückfall.[42]

Eine wissenschaftlich interessante Sonderstellung nehmen akute myeloische Leukämien (AML) bei Säuglingen mit Downsyndrom ein. Kinder mit Downsyndrom weisen anstatt zwei ein zusätzliches Chromosom 21 auf, wovon sich die Bezeichnung *Trisomie-21* für diese Erkrankung ableitet. Derartige Kinder haben im Vergleich zu anderen Kindern ein zehn- bis 20-fach erhöhtes Risiko an einer akuten Leukämie zu erkranken. Besonders verlaufen dabei Störungen der Blutbildung bei Neugeborenen, die sich mit den klassischen Merkmalen einer akuten Leukämie präsentieren, sich aber regelhaft spontan innerhalb von Wochen bis wenigen Monaten normalisieren. Dieser besondere Leukämieverlauf, der in Deutschland jährlich nur wenige Neugeborene betrifft, wird deshalb auch als »transiente myeloproliferative Erkrankung« (TMD) bezeichnet. 20 Prozent dieser Kinder entwickeln jedoch nach der Spontanremission innerhalb der ersten vier Lebensjahre eine »normale« akute myeloische Leukämie.[43]

In vielen Krebsstatistiken sind nicht metastasierte Hautkrebserkrankungen, die mit der diagnostischen Entfernung bereits ausreichend behandelt sind, nicht erfasst. Basalzellkarzinome der Haut (Altershautkrebs) zeigen jedoch in neueren kontrollierten Untersuchungen eine hohe spontane Rückbildungstendenz.[44]

Mit »Carcinoma in situ« (CIS) bezeichnen Ärzte Tumorzellgruppen, die noch nicht in die Tiefe gedrungen sind, das heißt, sie haben, wenn sie in drüsigen Organen wie der Brust entstehen, die Grenzmembran der Drüsengänge noch nicht durchdrungen, sind also noch nicht invasiv. Derartige CIS-Tumore der Brust werden heute allgemein als Vorläufer von invasiven Mammakarzinomen aufgefasst und entsprechend behandelt. Andererseits zeigten systematische Untersuchungen, dass derartige CIS-Tumore bei Frauen im mittleren Alter häufiger vorkommen, als dem späteren Brustkrebsrisiko entspricht: »Nur« 30 bis 50 Prozent dieser CIS-Tumore entwickeln sich wirklich zu Brustkrebs. Offensichtlich »ruhen« manche der CIS-Tumore oder bilden sich wieder spontan zurück.

Ähnliches gilt auch für Prostatakarzinome. In Regionen, wo der Tumormarker PSA (Prostataspezifisches Antigen) regelmäßig im Sinne eines PSA-Screenings bestimmt wird, nimmt die Häufigkeit an diagnostizierten Prostatakarzinomen bis auf das Fünffache zu. Umstritten ist, ob alle diese durch das PSA-Screening entdeckten Karzinome behandelt werden sollen, da offensichtlich ein Teil von ihnen auch ohne Behandlung nicht zu Krankheitsbeschwerden führen würde. So werden bei Männern, die im fünften Lebensjahrzehnt versterben, bei der Obduktion in zehn Prozent, in einer systematischen Untersuchung sogar in 34 Prozent der Fälle Prostatakarzinome aufgedeckt, obwohl das Risiko von Männern bis zum 80. Lebensjahr an einem Prostatakarzinom zu erkranken lediglich bei sechs Prozent liegt.[45]

Ältere Übersichten geben eine substanzielle Zahl von Spontanremissionen bei Brustkrebs, Blasenkarzinomen, Gebärmutterkrebs, weiblichen Chorionkarzinomen, Hodenkrebs, Sarkomen und Retinoblastomen an. Retinoblastome sind seltene, oft erblich bedingte Augentumore.

Chorionkarzinome kommen in Mitteleuropa viel seltener als in Asien vor und bezeichnen sehr bösartige Tumore, die sich bei Frauen meist aus Plazentaresten entwickeln, die nach einer Geburt, Fehlgeburt oder Abtreibung in der Gebärmutter verblieben sind. Bei Männern treten Chorionkarzinome als Hodenkrebs auf. Unter Sarkomen versteht man bösartige Tumore, die aus Zellen der Muskulatur, des Knochens und des Binde- und Stützgewebes entstehen.

Im Gegensatz zu heute waren früher bei diesen Krebsarten im fortgeschrittenen Stadium kaum Erfolg versprechende Behandlungsmethoden verfügbar. Deshalb wurde bei diesen Patienten nicht selten auf eine tumorspezifische Behandlung verzichtet. Der außergewöhnliche Verlauf einer Spontanremission war dann nicht zu übersehen. Heute haben sich bei Brustkrebs, durch eine frühzeitige kompetente Behandlung, die Heilungschancen deutlich verbessert, und selbst bei einer Metastasierung bieten Medikamente der Hormon- und Chemotherapie die Möglichkeit einer Remission. Das Problem der Überdiagnose durch Mammografie-Screening-Programme von nichtinvasiven *(Carcinoma in situ)* und auch invasiven Mammakarzinomen, die in manchen Fällen ohne diese Screening-Diagnose nicht zu einer Krebserkrankung führen würden, ist schon wiederholt angesprochen worden. Noch nicht völlig geklärt ist aber, ob hier spontane Krebsrückbildungen stattfinden und dadurch die Epidemiologie des Phänomens Spontanremission völlig verändert wird.

Die früher bei Frauen immer tödlich verlaufenden metastasierten Chorionkarzinome können heute chemotherapeutisch sogar nahezu immer auf Dauer geheilt werden. Damit wird verständlich, warum Spontanremissionen heute im Vergleich zu früher bei jenen Krebserkrankungen seltener beobachtet und beschrieben werden, bei denen sich die Therapiemöglichkeiten verbessert haben.

Häufiger als sechs Richtige im Lotto

Auffällig ist bereits, dass die Häufigkeitsverteilung von Spontanremissionen sehr weit von der Häufigkeit der einzelnen Krebsarten in Krebsstatistiken abweicht. Die in Mitteleuropa häufigsten Krebsarten, Lungenkrebs, Darmkrebs[46], Prostatakrebs, Brustkrebs, Magenkrebs, bilden sich sehr selten spontan zurück, wenn sie einmal klinisch manifest geworden sind, also größenmäßig ein mikroskopisches Stadium überschritten haben. Während sich durch Rauchen verursachte Krebszellen der Bronchien, die noch auf die Bronchialschleimhaut begrenzt sind, offensichtlich häufig zurückbilden können, wenn das Rauchen eingestellt wird, geschieht das später allenfalls in extremen Ausnahmefällen. Weltweit erkranken derzeit jährlich über eine Million Menschen an Bronchialkrebs. Für diese Krebsart sind jedoch in der gesamten medizinischen Literatur im Verlauf vieler Jahrzehnte weniger als 50 Fälle von Spontanremissionen verlässlich dokumentiert.[47]

Die Analyse der Häufigkeit von Spontanremissionen erfordert eine sehr differenzierte Betrachtung. Zu unterscheiden ist ihre relative und absolute Häufigkeit. Wenn bei einigen seltenen Tumorleiden Spontanremissionen häufig auftreten, so bleiben diese Phänomene trotzdem in ihrer absoluten Zahl selten. Das gilt beispielsweise für onkologische Krankheiten von Kindern, die in Deutschland weniger als ein Prozent aller Krebserkrankungen ausmachen.

In der obigen Tabelle sind Häufigkeitsangaben über Spontanremissionen aus der medizinischen Literatur aufgelistet, die nicht nur auf reinen Schätzungen, sondern auf breiteren Beobachtungen beruhen.

Bei einigen Krebsarten bewegt sich die Häufigkeit von Spontanremissionen durchaus im Prozentbereich. Damit sind grundsätzlich systematische Untersuchen möglich. Berücksichtigt man, dass die Wahrscheinlichkeit von sechs

Richtigen im Lotto bei knapp eins zu 14 Millionen liegt, so sind Spontanremissionen, auch bei den Tumorarten, bei denen sie eher selten vorkommen, durchaus wahrscheinlicher als ein solch glücklicher Lottogewinn.

Angaben in der Literatur zur Häufigkeit von Spontanremissionen		
Alle Malignome		1 : 60 000 – 100 000 (??) (Schätzung!)
Manifeste Bronchialkarzinome (Lungenkrebs)		sehr selten (< 1 : 1 000 000?)
Bronchialkarzinome diagnostiziert durch Screening		?? (Überdiagnose 50 Prozent)
Maligne Melanome	Primärtumor	1 – 15 Prozent
	Metastasen	0,22 – 0,27 Prozent
Neuroblastome	Stadium IVS	> 80 Prozent
	alle Stadien	2 – 8 Prozent
	Präklinisch	~ 60 – 70 Prozent
Nierenzellkarzinome		0,3 – 7 Prozent
Maligne Lymphome (niedrig maligne)		5 – 23 Prozent
CLL		1 Prozent
Maligne Lymphome (hoch maligne)		?? selten
Akute Leukämien (AML) Erwachsene		?? selten
AML bei Neugeborenen mit Down-Syndrom (TMD)		> 80 Prozent
Basalzellkarzinome (Hautkrebs)		20 Prozent
Manifester Brustkrebs		?? selten
Mammakarzinome durch Screening diagnostiziert		?? (Überdiagnose 25 Prozent)
Carcinoma in situ (CIS) der Brust		??
Prostatakarzinom mit Beschwerden		selten
durch PSA-Screening diagnostiziertes Prostatakarzinom		?? (Überdiagnose 60 Prozent)
Wahrscheinlichkeit eines Lottogewinns (6 Richtige aus 36)		1 : 14 024 102

Im Folgenden sollen Besonderheiten der onkologischen Erkrankungen erläutert werden, bei denen Spontanremissionen am häufigsten vorkommen: maligne Melanome, Neuroblastome, Nierenzellkarzinome, maligne Lymphome.

Maligne Melanome (Schwarzer Hautkrebs)

Melanome gehörten früher zu den seltenen Tumoren. Sie haben in den letzten Jahrzehnten durch intensiveres Sonnenbaden und vermehrte andere Exposition gegenüber UV-Strahlen sprunghaft zugenommen. Derzeit weisen sie eine jährliche Steigerungsrate von 7 Prozent auf. In Deutschland ist jährlich von etwa 15 000 Neuerkrankungen auszugehen.

Bei malignen Melanomen sind regressive Veränderungen oft ein wichtiges diagnostisches Zeichen der bösartigen Hautveränderung: Ein Pigmentfleck der Haut, der an manchen Stellen abblasst, sich an anderen vergrößert, wird dadurch unregelmäßig und ist dann dringend melanomverdächtig. Diese pigmentierten Tumore können sich vollständig zurückbilden und trotzdem vorher Krebszellen im Körper streuen, die Metastasen bilden. In der Tat lässt sich der Ausgangstumor in einem bis 15 Prozent der Patienten nicht, oder nicht mehr nachweisen, bei denen die Erkrankung erst durch Metastasen auffällt. Manche Betroffene berichten sogar, dass sich ein »Leberfleck« vor einiger Zeit entzündet habe, dann aber spontan »abgeheilt« sei.[48] Gelegentlich lässt sich noch eine »Pigmentnarbe« auffinden, die jedoch bei der mikroskopischen Untersuchung keine Tumorzellen mehr enthält.[49] Eine derartige spontane Rückbildung des primären Melanoms war vielfach mit einer höheren Wahrscheinlichkeit einer bereits stattgefunden Lymphknotenmetastasierung in Verbindung gebracht worden. Eine kürzlich veröffentlichte systematische Studie konnte einen derartigen Zusammenhang aber nicht bestätigen.[50]

Melanommetastasen selbst bilden sich allenfalls bei einem von 400 Kranken zurück.[51]

Elisabeth Schiller[52] ist eben 51 Jahre alt, als ihr der Hautarzt im Mai 1985 einen Pigmentfleck am linken Oberarm entfernt. Die schockierende Diagnose: Malignes Melanom. Der Hautarzt überweist seine Patientin in die Universitätsklinik, damit dort eine Nachoperation einen größeren Sicherheitsabstand zwischen dem knapp entfernten Tumor und dem gesunden Nachbargewebe herstellt. Im zuvor durchgeführten Röntgenbild vermuten die Ärzte der Universitätsklinik bereits eine Lungenmetastasierung und sehen somit die lokale Nachoperation als nicht mehr sinnvoll an. Sie schicken Frau *Schiller* wieder nach Hause. Der Hausarzt beginnt eine Misteltherapie. Ein Jahr später ist sowohl das Befinden der Patientin als auch ihr Lungenröntgenbild unverändert. Lungenveränderungen im Rahmen einer Lungenfibrose und schweren Bronchitis waren an der Universitätsklinik als Metastasen fehlgedeutet worden.

Im Juni 1989 muss Frau *Schiller* wegen eines Darmverschlusses notfallmäßig in einem auswärtigen Krankenhaus operiert werden. Als Ursache findet sich ein Metastasenknoten, der den Darm abgedrückt hat. Zudem zeigen sich metastatisch befallene Lymphknoten an der Bauchfellwurzel der Dünndarmschlingen. Diese Metastasen können nicht vollständig entfernt werden. Eineinhalb Jahre später wird eine erneute Bauchoperation in einem Kreiskrankenhaus notwendig. Ein Stück Dünndarm wird herausgeschnitten, weil er von einem »faustgroßen Tumor« ummauert wird. Außerdem werden Lymphknotenmetastasen entfernt. Der Pathologe bestätigt die Diagnose eines pigmentierten malignen Melanoms von 8 cm Durchmesser. Die Bauchwunde ist vereitert und will nicht abheilen. Die Patientin benötigt Blutkonserven. Sie bricht die bisherige Misteltherapie ab und wendet sich an eine ihr von Bekannten empfohlene »ganzheitliche« Klinik. Deren Chefarzt leitet bei Frau *Schiller* eine zunächst ambulante »ganzheitliche immunbiologische« Behandlung ein. Diese beinhaltet medikamentös vor allem Vitamine, Spurenelemente und Medikamente, die das Immunsystem stärken sollen. Wenige Wochen später, im März 1991, muss die Patientin jedoch wegen ihrer anhaltenden Beschwerden erneut ins vorherige Kreiskrankenhaus aufgenommen werden. Sie hat sehr an Gewicht abgenommen und auf der Toilette ist ihr aufgefallen, dass ihr Stuhl nur noch bleistiftdick und manchmal mit Blut und Schleim überlagert ist. Mit Ultraschall und im Computertomogramm zeigt sich ein »doppelfaustgroßer Tumor«, der den Enddarm infiltriert und so einengt, dass eine tiefere Darmspiegelung nicht mehr möglich ist. Der hinter der Harnblase gelegene Tumor ummauert zudem den rechten Harnleiter. Der Urin staut sich somit zurück bis zur Niere. Darüber hinaus lassen sich viele tumorverdächtige Lymphknoten im Bauchraum darstellen. Für den sehr erfahrenen Tumorchirurgen des Krankenhauses kommt eine Operation als sinnvolle Behandlung nicht mehr infrage. Die Patientin solle vom Hausarzt symptomatisch weiterbetreut werden. Die Ärzte formulieren im Entlassungsbrief an den Hausarzt: »Mithin ist die Prognose als infaust zu bezeichnen ... Nach unserem Eindruck kann jedoch wenig Zweifel daran bestehen, dass die Patientin über die Perspektive ihrer Situation ohne Illusionen ist.« Frau *Schiller* erinnert diesen Zeitpunkt später so: »Und da haben sie mich halt heimgeschickt. ›Und irgendwann ist halt mal Schluss‹, hat der Arzt gesagt, sie könnten jetzt wirklich nichts mehr für mich tun. Ich hab dann gefragt, wie viel Lebensdauer er mir noch gibt, und dann wollte er nicht so recht und hat dann gesagt, maximal ein halbes Jahr.«

Frau *Schiller* wendet sich wieder an die »ganzheitliche« Klinik und wird dort im Juni 1991 für zwei Monate stationär aufgenommen. »Ich hänge sehr an meinen Kindern und Enkelkindern, und ich wollte einfach nicht aufgeben.« Die Laborbefunde zeigen immer noch deutliche Entzündungszeichen. »Von da an ist es mit mir aufwärts gegangen«, schildert sie ihre Besserung. Neun Monate später ist bei einer Ultraschalluntersuchung die Niere nicht mehr gestaut. Der Tumorknoten ist deutlich kleiner. Weitere neun Monate später ist er gar nicht mehr zu finden. Inzwischen hat Frau *Schiller* wieder 11 kg an Gewicht zugenommen. Die Entzündungszeichen sind genauso verschwunden, wie der Bauchtumor, der sich in der Computertomografie vom Juni 1993 gezeigt hatte. Jährlich unterzieht sie sich nun in dieser Klinik einer jeweils sechs- bis achtwöchigen stationären »immunbiologischen« Behandlung.

Frau *Schiller* redet über ihre Sicht der Genesung: »In der Not habe ich mich immer an die Mutter Gottes gewandt. Und ich habe das Glück gehabt, sie hat mich erhört. Bisher war's ja auch immer so, dass ich immer gewisse Hilfe bekommen habe. Man merkt das ja nicht gleich, aber später merkt man immer, das war wie eine Fügung, das hat sein müssen. Warum bin ich zum Dr. W. [der Arzt der »ganzheitlichen« Klinik] gekommen?«

Zwischendurch fallen bei Blutuntersuchungen deutlich erhöhte Nierenwerte auf. Die Nierenspezialisten registrieren eine Nierenschrumpfung, ausgelöst durch den langen Harnstau. Die Nierenschädigung hat zu einem Bluthochdruck geführt. Frau *Schiller* wird nun zusätzlich zu den langen stationären »immunbiologischen« Therapien wiederholt wegen ihrer vielen Gesundheitsprobleme in verschiedenen Krankenhäusern behandelt. Sie benötigt Kortison. Die chronische Lungenerkrankung führt zusammen mit dem Bluthochdruck zu einer Überlastung des Herzens. Ein kleiner Schlaganfall tritt auf. Beim letzten Aufenthalt in der Hufeland-Klinik im Frühjahr 1996 klagt die Patientin über rasche Ermüdung. Sie ist wenig belastbar. Jedoch gibt es keinen Hinweis auf einen Rückfall der Krebserkrankung. Die »immunbiologische« Behandlung wird fortgesetzt.

Ein Jahr später, es ist Ende April 1997, wird die Patientin bei zunehmender Apathie und Sehstörungen erneut ins Nürnber-

ger Klinikum aufgenommen. Ein umgehend angefertigtes Kern-
spintomogramm zeigt viele Hirnmetastasen. Sie verstirbt zwei
Tage später, drei Wochen nach ihrem 63. Geburtstag. Knapp
acht Jahre zuvor waren die Metastasen im Bauch entdeckt, chirurgisch aber nicht vollständig entfernt worden. Die Vollremission hat knapp vier Jahre angehalten. Eine Obduktion wird von
den Angehörigen nicht gestattet.

Die Berichte in der medizinischen Literatur über Spontanremissionen bei malignen Melanomen, die bereits in den
Darm und den Bauchraum metastasiert sind, lassen sich an
einer Hand abzählen. Der geschilderte Krankheitsverlauf
erinnert in vielen Punkten an einen Fallbericht, der 1988
von jordanischen Chirurgen in der amerikanischen Fachzeitschrift *Cancer* veröffentlicht worden ist.[53]

Ärzte hatten 1979 bei einem 55-jährigen Mann, der bereits einige
Monate über Schwäche, zwischenzeitliche Bauchschmerzen und
Blutbeimengungen im Stuhl klagte, im Nackenbereich zwei Knoten unter der Haut entdeckt. Ein Knoten konnte vollständig, der
zweite nur teilweise entfernt werden: Metastasen eines malignen Melanoms war die Diagnose. Ein Ausgangstumor ließ sich
trotz sorgfältiger Untersuchungen nicht finden. Jetzt entschlossen sich die Chirurgen zur Bauchoperation und fanden – wie bei
Frau *Schiller* – Tumorknoten des malignen Melanoms mit vielen
Lymphknotenmetastasen. Ein 35 cm großes Stück Dünndarm,
der am stärksten tumorbefallen war, wurde herausgeschnitten.
Kleinere Tumoren im Darm und die Lymphknotenmetastasen
mussten jedoch belassen werden. Die Ärzte besprachen mit der
Familie des Patienten die unheilbare Krankheitssituation. Seine
Wunde heilte ohne Komplikationen. Der Mann erhielt keinerlei
weitere Therapie, fühlte sich aber bald wieder gesund. Knapp
drei Jahre später kam er erneut zu den Chirurgen, um einen Leistenbruch operieren zu lassen. Sie fanden im Bauchraum keiner-

lei Tumorknoten mehr. Diese vollständige Spontanremission hielt acht Jahre nach der Krebsdiagnose weiter an.

Nierenzellkarzinome

Etwa 85–90 Prozent aller Nierentumore sind Nierenzellkarzinome. Sie machen zwei bis vier Prozent aller Tumorerkrankungen bei Erwachsenen aus. In Deutschland erkranken jährlich etwa 16500 Menschen an Nierenkrebs, Männer doppelt so häufig wie Frauen. Tabakrauch ist für jede dritte bis vierte Erkrankung verantwortlich. Bei etwa 30 Prozent der Patienten liegen bereits zum Diagnosezeitpunkt Metastasen vor (Stadium IV). Metastasen eines operierten Nierenzellkarzinoms bildeten sich in Untersuchungen mit einer Häufigkeit von 0,3 Prozent bis sieben Prozent zurück.[54]

In Kanada wurde in den 1990er Jahren an 17 großen Krebszentren geprüft, ob sich durch das Zellhormon *Gamma-Interferon* Nierenkarzinome, die bereits Metastasen gestreut haben, behandeln lassen. 197 Patienten nahmen an der Untersuchung teil und 181 davon konnten ausgewertet werden. 91 Patienten hatten wöchentlich Gamma-Interferon unter die Haut gespritzt bekommen, während die übrigen 90 Kranken jeweils eine Spritze ohne Wirkstoff – ein Placebo – erhalten hatten, ohne dass die einzelnen Patienten (und auch nicht ihre behandelnden Ärzte) wussten, welche Spritze sie erhielten. Die Patienten hatten natürlich ausführliche Informationen über den Ablauf und Sinn dieser sogenannten »randomisierten Placebo-kontrollierten Doppelblindstudie« erhalten und zugestimmt. Ein Expertengremium, das ebenfalls nicht wusste, welche Behandlung die jeweiligen Patienten erhalten hatten, beurteilte nach Ende des Behandlungszeitraums unvoreingenommen die Krankheitsverläufe anhand der Befunde vor und nach der Behandlung. Bei sechs

Patienten waren die Metastasen völlig verschwunden – von ihnen hatten drei Interferon erhalten, die anderen drei die Placebo-Spritze. Bei weiteren vier Patienten lag eine Teilremission vor, ihre Metastasen hatten sich also mindestens um die Hälfte verkleinert. Von diesen hatte nur ein Patient Gamma-Interferon bekommen, die anderen drei »nur« die Spritze ohne Wirkstoff.[55] Die Remissionsrate in der Gamma-Interferon-Gruppe lag also bei 4,4 Prozent, während in der Placebo-Gruppe in 6,6 Prozent der Fälle offensichtliche Spontanremissionen registriert werden konnten. Kritisch betrachtet waren deshalb auch die Remissionen unter der Gamma-Interferon-Behandlung sehr wahrscheinlich nicht auf das Medikament zurückzuführen, sondern genauso als Spontanremissionen einzuschätzen. Damit hatte sich Gamma-Interferon als unwirksamer Behandlungsansatz beim metastasierenden Nierenzellkarzinom erwiesen, eine Einschätzung, die nur durch den Placebo-kontrollierten Studienaufbau möglich geworden war. Hätte die Vergleichsgruppe beispielsweise ein als unwirksam eingeschätztes Mistelpräparat gespritzt bekommen, wären Schlagzeilen wie: »Mistel bei Krebs wirksamer als Interferon!« wahrscheinlich gewesen. Übrigens hielten die Remissionen jeweils nur bei einem Patienten beider Gruppen lange an, also bei einem Prozent der Erkrankten.

In Standardlehrbüchern der Krebsmedizin (Onkologie) wird somit die »realistische« Spontanremissionshäufigkeit »um ein Prozent« angegeben.[56] Die breite Variation von beobachteten Häufigkeiten erhellt sich durch weitere interessante Merkwürdigkeiten: 90 Prozent aller Spontanremissionen bei Nierenkrebs beziehen sich auf Betroffene, die ausschließlich Lungenmetastasen aufweisen. Wenn deshalb in Untersuchungen Patienten mit alleinigen Lungenmetastasen überwiegen, erhöht sich die beobachtete Spontanremissionshäufigkeit im Vergleich zu Patientengruppen, in denen Metastasen beispielsweise in den Knochen oder der Leber vorherrschen. Eine Forschergruppe wertete beispielsweise bei einer Gruppe von Patienten mit metastasierendem Nierenzellkarzinom, die keine Behandlung erhielten, die Patienten getrennt aus, die nur Lungenmetastasen aufwiesen. Bei ihnen lag die Spontanremissionshäufigkeit im Beobachtungszeitraum bei 13 Prozent![57]

Bei dem 41-jährigen *Willi Wölfel* wird wegen einer faustgroßen Krebsgeschwulst im Juni 1985 die rechte Niere entfernt. Der Tumor ist bereits ausgedehnt in Blutgefäße und in das Gewebe der Umgebung eingewachsen und hat dort viele kleine Metastasen gebildet. Deshalb erfolgt nach der Operation eine Bestrahlung des sogenannten Tumorbettes und der angrenzenden Lymphwege. Der Urologe entsetzt den Kranken mit der Mitteilung, er habe maximal noch vier Monate zu leben, er solle »nach Hause gehen und seine Dinge regeln«. Nach dieser forsch mitgeteilten Einschätzung greift der schweigsame, stämmige Mann mit dem geröteten Gesicht noch häufiger zum Alkohol, als er es schon vorher gewohnt war. Ein Jahr nach der Strahlentherapie fallen im ursprünglichen Tumorbereich eine etwa 5 cm große Geschwulst und außerdem mindestens eine 10 cm große Lebermetastase auf, die durch eine Gewebsprobe bestätigt wird. Da herkömmliche Therapiemethoden keinen Erfolg versprechen, wird Herrn *Wölfel* eine Chemotherapie mit einem neuen, noch nicht allgemein verfügbaren Krebsmedikament angeboten. Diese Behandlung wird aber nach vier Monaten als unwirksam beendet, da die Metastasen darunter trotzdem langsam an Größe zugenommen haben. Da sich Herr *Wölfel*, abgesehen von kurzzeitigen Therapienebenwirkungen, weiterhin recht wohlfühlt, schlagen die Krebsärzte vorerst keine andere Tumortherapie vor, sondern eine Kontrolle nach vier Monaten. Zu diesem Zeitpunkt erweisen sich die Tumorknoten überraschenderweise als deutlich kleiner. Insgesamt zwei Jahre nach

Abbruch der Chemotherapie lassen sich bei der Ultraschalluntersuchung überhaupt keine Metastasen mehr abgrenzen, ohne dass eine weitere Behandlung stattgefunden hat. Herr *Wölfel* ist wieder stundenweise berufstätig. Neun Jahre nach der Nierenoperation fühlt sich der Patient weiterhin recht wohl. Er ist nach wie vor zornig auf den damaligen Urologen, dessen schroffe Aufklärung ihn in einen »viermonatigen Alptraum« und den jetzt überstandenen Alkoholismus getrieben habe.

Wenige Monate später wird Herr *Wölfel* mit einer akuten Gehirnblutung bewusstlos ins Krankenhaus eingeliefert und verstirbt dort wenige Tage später.

Fortschritte der Krebsforschung haben im letzten Jahrzehnt mehrere Medikamente besonders auch für die Therapie von metastasierendem Nierenkrebs entwickeln lassen. Anders als »klassische« Chemotherapiemedikamente, verändern diese neuen Medikamente der sogenannten »Target-Therapie« gezielter jeweils unterschiedliche Schritte der komplexen Signalübermittlung in und an Krebszellen, die für das Tumorwachstum Voraussetzung ist. Sunitinib (Sutent®) ist eines dieser neuen Medikamente, das eine Tyrosinkinase hemmt, ein Enzym, das gleichsam als Gaspedal das Tumorwachstum beschleunigt. In einem kürzlichen Fallbericht ist gut dokumentiert, wie bei einer 63-jährigen schweizer Patientin mit zum Diagnosezeitpunkt bereits ausgedehnt metastasiertem Nierenkrebs unter einer Therapie mit Sunitinib eine Tumorrückbildung erfolgte. Nach elf Monaten wurde diese Behandlung beendet, weil die Tumorknoten wieder deutlich gewachsen waren, und die Patientin sich ohne das Medikament weniger müde fühlte. Vor einem Wochen später geplanten Therapieversuch mit einem neuen, noch nicht allgemein verfügbaren Medikament, wurden die Tumorknoten erneut computertomografisch vermessen: Sowohl die Krebsgeschwulst der Niere als

auch die Metastasen in beiden Nebennieren, den Lymphknoten und der Lunge hatten sich eindrucksvoll verkleinert. Diese Remission hielt bei einer erneuten computer-
tomografischen Kontrolle zwei Monate später an, und die
behandelnden Onkologen waren sich nicht sicher, ob sie
diesen Tumorverlauf als Spontanremission oder »Suniti-
nib-Entzugsphänomen« auffassen sollten.[58]

Maligne Lymphome

Maligne Lymphome (bösartige Lymphknotenerkrankungen) nehmen in ihrer Häufigkeit deutlich zu. In Deutschland erkranken daran jährlich etwa 12 500 Menschen. Unter der Bezeichnung maligne Lymphome sammeln sich
eine Vielzahl von Lymphknotenerkrankungen. Sie sind dabei so unterschiedlich wie Herzinfarkte und Krampfadern,
die sich ja auch unter einem gemeinsamen Etikett »Gefäß-
krankheiten« zusammenfassen lassen.

Maligne Lymphome werden trotz der in den letzten
Jahrzehnten mehrfach wechselnden Klassifikationssys-
teme grob in drei große Kategorien unterteilt: Einerseits
Hodgkin-Lymphome (Morbus Hodgkin) und andererseits zwei Gruppen von sogenannten Non-Hodgkin Lymphomen (NHL). Die selteneren Hodgkin-Erkrankungen
können heute durch eine Chemotherapie eventuell in
Kombination mit einer Strahlentherapie in einem hohen
Prozentsatz auf Dauer geheilt werden. Bei den Non-
Hodgkin-Lymphomen werden »indolente« oder »niedrig
maligne« Formen von »aggressiven« oder »hoch malignen« unterschieden. Niedrig maligne Lymphome sind eher
chronische Krankheiten, die in der Regel nur in frühen Sta-
dien durch Bestrahlung geheilt werden können. Ist dies
nicht möglich, können sie andererseits manchmal über
Jahre ohne Behandlung abwartend kontrolliert werden,
bevor sie – mit guten Erfolgschancen – behandelt werden

müssen. Hoch maligne Lymphome wachsen dagegen aggressiv und werden ohne Therapie rasch lebensbedrohlich. Ein beträchtlicher Teil dieser hoch malignen Lymphome kann heute chemotherapeutisch geheilt werden.

Spontanremissionen wurden und werden am häufigsten bei der größten Gruppe der niedrig malignen Lymphome berichtet, die – in der Vergangenheit noch häufiger als gegenwärtig – längere Zeit ohne Behandlung beobachtet wurden. Die Rückbildung vergrößerter Lymphknoten oder einer Infiltration des Knochenmarks ist dabei häufig nicht vollständig und eher vorübergehend. Derartige, meist partielle Spontanremissionen konnten in den meisten dahingehenden Untersuchungen bei etwa zehn bis 20 Prozent der Erkrankten beobachtet werden.[59] Eine Untersuchung von 83 Patienten, deren niedrig malignes Lymphom schon fortgeschritten war – in der Regel war das Knochenmark mitbetroffen und die Patienten hatten Krankheitssymptome – registrierte eine spontane Rückbildung bei 19 Patienten, also in 23 Prozent dieser Fälle.[60] Diese unterschiedlichen Spontanremissionshäufigkeiten hängen davon ab, welche der unterschiedlichen Untertypen niedrig maligner Lymphome in den untersuchten Patientengruppen vorherrschen.[61]

Kurz nach meinem Wechsel von Nürnberg nach Starnberg durfte ich dort einen Fall einer partiellen Spontanremission eines Non-Hodgkin-Lymphoms erleben:

Herr *Mestelmann* ist mit seinem 64 Jahren und einem Herzklappenfehler sehr sportlich. Er wird mit stärksten Oberbauchschmerzen in Krankenhaus eingeliefert. Die Ultraschalluntersuchung zeigt deutlich vergrößerte Lymphknoten im Bauchraum und auch etwas freie Flüssigkeit. Der Patient berichtet leichtes Fieber und Nachtschweiß in den vorangegangenen Wochen Chirurgischerseits werden aus dem Bauchraum ein Lymphknoten entfernt und Leberbiopsien durchgeführt. Die Pathologen diagnostizieren ein follikuläres Non-Hodgkin Lymphom sowohl im Lymphknoten als auch im Lebergewebe.

Die Diagnose wird durch Pathologen des universitären Lymphomreferenzzentrums bestätigt. Bei der Vorstellung im Lymphomzentrum der Universitätsklinik wird umgehend eine Chemotherapie vorgeschlagen, nachdem auch eine Manifestation der Krankheit im Knochenmark und in den Lymphknoten der Achselhöhlen, der Leisten und zwischen den Lungen (mediastinal) und somit ein fortgeschrittenes, symptomatisches Stadium IVB der Lymphomerkrankung nachgewiesen worden war. Ich hatte den Patienten kurz nach Diagnosestellung, sichtlich von seinen Beschwerden gezeichnet, im Krankenhaus gesehen. Jetzt – inzwischen sind fast zwei Monate vergangen – stellt er sich vor zur Einleitung der in der Universitätsklinik empfohlenen Therapie. Er ist beschwerdefrei. Bei der Untersuchung sind die Lymphknoten deutlich kleiner, Flüssigkeit im Bauchraum ist nicht mehr nachweisbar. Somit bespreche ich mit dem Patienten vorerst keine Chemotherapie, sondern kurzfristige Kontrollen. Inzwischen sind seit der Diagnose ohne Therapie mehr als sechs Jahre vergangen. Herr *Mestelmann* ist mit seinen 71 Jahren weiterhin sportlich aktiv und fühlt sich gesund, auch wenn die Lymphknoten im letzten halben Jahr langsam wieder an Größe zunehmen und wohl in nächster Zeit eine Lymphomtherapie sinnvoll wird.

Ein günstiger Verlauf von follikulären NHL – aber offensichtlich auch von andern Lymphomen – korreliert mit molekularen Merkmalen von gesunden Immunzellen, die zum Diagnosezeitpunkt das bösartige Lymphomgewebe infiltrieren.[62]

Zu den niedrig malignen Lymphomen wird heute auch die *chronische lymphatische Leukämie* (CLL) gezählt. Eine Übersicht über Spontanremissionen bei der CLL wurde kürzlich hochrangig publiziert.[63]

Wurden früher alle malignen Lymphome meist pauschal

in die Schublade »Lymphknotenkrebs« abgelegt, so lesen heute selbst die meisten Ärzte die vielfältigen Unterbezeichnungen dieser Krankheiten mit fragendem Blick. Die neueste Klassifikation hat sogar die Unterscheidung in »niedrig« und »hoch maligne« verlassen, weil einige der früher aufgrund von mikroskopischen Merkmalen als »niedrig maligne« eingestuften Lymphome doch bösartiger verlaufen, als die Bezeichnung »niedrig maligne« vorgab. In den veränderten Klassifikationen und Bezeichnungen der Lymphknotenerkrankungen spiegeln sich neue Erkenntnisse über diese Erkrankungen wider, die eine bessere Behandlung erlauben.

Spontanremissionen wurden in den letzten Jahren vermehrt auch bei verschiedenen hoch malignen Lymphomen berichtet, ohne dass es bei ihnen systematische Untersuchungen über die allgemeine Häufigkeit dieses Phänomens gibt. Verlässliche dahingehende Zahlenangaben kann es auch zukünftig nicht geben, weil es bei diesen aggressiv verlaufenden Erkrankungen unverantwortlich wäre, eine, inzwischen verfügbare, Heilung versprechende Behandlung zu verzögern.

Das gleiche gilt für Patienten mit akuten Leukämien. Sie betreffend wurden in den letzten Jahren vermehrt zweifelsfrei dokumentierte Einzelfallberichte über eine spontane Rückbildung aller Krankheitszeichen veröffentlicht. Derartige Spontanremissionen von hoch malignen Lymphomen und akuten Leukämien wurden in der Regel registriert, wenn bedrohliche Infektionen verhinderten, die als notwendig erachtete intensive Chemotherapie umgehend zu beginnen.[64]

Neuroblastome
Neuroblastome sind seltene bösartige Tumoren, die fast ausschließlich bei Kindern und Jugendlichen vorkommen. Zu

80 Prozent treten sie in den ersten zweieinhalb Lebensjahren auf. Jährlich erkranken daran ein bis zwei von 100 000 Kindern. Nach Gehirntumoren machen Neuroblastome bei Kindern die häufigsten bösartigen Geschwulsterkrankungen aus. Diese Tumore gehen von Zellen des sympathischen Nervensystems aus, das als zentrales vegetatives Steuerungssystem fast alle Organsysteme vernetzt. Damit reguliert es so unterschiedliche Funktionen wie beispielsweise die Herzfrequenz, die Weite der Bronchien, die Darmtätigkeit, den Blutzuckerspiegel, Zellen des Immunsystems und die Sekretion der Schweißdrüsen. Für alle Neuroblastome wird in älteren Untersuchungen eine Spontanremissionshäufigkeit von zwei bis acht Prozent berichtet.[65] Diese Zahlen verändern sich sehr, je nachdem in welchem Alter und Stadium Neuroblastome diagnostiziert werden und ob sie zu diesem Zeitpunkt Beschwerden verursachen oder eher zufällig – präklinisch – bei Vorsorge- oder Screening-Untersuchungen auffallen. Lokal begrenzte Neuroblastome – (Stadium I und II) bei Säuglingen haben eine hohe spontane Rückbildungstendenz. Das gilt auch für Tumorreste bei Kleinkindern im Stadium II nach unvollständiger chirurgischer Entfernung. Mehr als die Hälfte der kindlichen Neuroblastome weisen aber bei Diagnosestellung bereits einen großen, nicht operablen Tumor (Stadium III) oder Fernmetastasen (Stadium IV) auf. Spontanremissionen sind dann sehr selten. Eine interessante Ausnahme stellt das Stadium IVS dar, das bei etwa zehn Prozent der kindlichen Neuroblastomerkrankungen und fast nur im Säuglingsalter vorliegt. Die Bezeichnung »IVS« – weist auf eine Sonderform der Metastasierung hin. Denn bei diesen Säuglingen finden sich neben einem eher kleinen, meist im Bauchraum gelegenen Primärtumor Metastasen ausschließlich in der Haut, der Leber und eventuell auch im Knochenmark, nicht jedoch in den Knochen selbst. Diese Tumore nehmen im ersten Lebenshalbjahr

meist noch an Größe zu, wobei die meisten dieser Kinder im Vergleich zu »normalen« Stadium IV-Patienten weniger beeinträchtigt sind. Im zweiten Lebenshalbjahr kommt es dann fast regelhaft zur spontanen Rückbildung aller Tumorknoten. Andererseits handelt es sich nicht um eine harmlose Erkrankung, denn etliche Säuglinge versterben an Komplikationen, meist wenn eine große Metastasenleber auf die Lunge drückt und die Atmung behindert.

Neuroblastomzellen sondern häufig verschiedene chemische Bausteine der Hormonproduktion ins Blut ab, die dann als recht empfindliche »Tumormarker« nachgewiesen werden können. Einer dieser Tumormarker ist *Vanillinmandelsäure* (VMS), die über die Nieren ausgeschieden wird. In der Hoffnung, Neuroblastome bei Kleinkindern in einem möglichst frühen, prognostisch günstigeren Stadium zu entdecken, wurden in den letzten 30 Jahren bei Millionen von Säuglingen und Kleinkindern Früherkennungsprogramme durchgeführt und ausgewertet. Die umfangreichste Studie fand in Deutschland statt. Bei diesem VMS-Screening kontrollierte ein »Windeltest« den Urin der Kleinkinder auf Vanillinmandelsäure. In den Regionen, in denen diese Screening-Untersuchungen durchgeführt wurden, erhöhte sich dadurch die Neuroblastomhäufigkeit auf das zwei- bis dreifache, ohne dass sich die Sterblichkeit an diesen Tumoren änderte. Somit ist offensichtlich, dass etwa zwei Drittel der durch Screening-Untersuchungen diagnostizierten Neuroblastome später zu keiner Krankheit führen, sondern sich unerkannt spontan zurückbilden.[66] Aufgrund dieser Ergebnisse kann ein routinemäßiges VMS-Screening nicht mehr empfohlen werden. Eine Langzeituntersuchung in Japan bestätigte jetzt, dass bei 70 Prozent der Kinder, bei denen im Rahmen eines Screening-Programms ein Neuroblastoms diagnostiziert worden war, keine Operation notwendig wurde.[67]

Wie kommen Spontan-
remissionen zustande?

» Was wir wissen, ist ein Tropfen,
was wir nicht wissen, ein Ozean.«

Isaac Newton (1643–1727)

Die auffällige Häufigkeitsverteilung von Spontanremissionen, die sich keineswegs mit der Vorkommenshäufigkeit von Krebserkrankungen deckt, kann auf Wirkmechanismen hinweisen, die beim Zustandekommen von Spontanremissionen beteiligt sind.

Diskutierte Mechanismen von Spontanremissionen

<u>Biologische Abläufe</u>
- **Zelldifferenzierung** (Zellausreifung)
- **Endokrine Mechanismen** (Hormone)
  Sexualhormone, Schilddrüsenhormone
- **Apoptose** (programmierter Zelltod)
- **Telomerase-Inhibition**
- **Angiogenese-Inhibition**
- **Immunreaktive Vorgänge** durch
  Antikörper
  infekt- oder chemisch ausgelöste Tumorantigenbildung
  Zellbotenstoffe gegen Tumorzellen (Interferone, Interleukine, Tumornekrosefaktor)
  Zelluläre Immunreaktionen (T-Zellen, dendritische Zellen, NK-Zellen)
  Beendigung einer Immunsuppression

<u>Psychoneuroimmunologische Mechanismen</u>
- **Soziale Unterstützung**
- **Persönlichkeitsfaktoren, Krankheitsverarbeitungsmuster** (Kampfgeist)
- **Existenzieller/spiritueller Wandel**

<u>Religiöse Wunder</u>

Die biologischen Besonderheiten der Krebsarten, die häufig zur spontanen Rückbildung neigen, lässt wieder an *Prof. Czernys* wegweisenden Vortrag auf der 1. Internationalen Konferenz für Krebsforschung vor über 100 Jahren denken: »Von welchen Umständen diese Verschiedenheit des Erfolges abhängt, ist uns noch nicht bekannt; dass die histologische Beschaffenheit der Tumoren dabei eine große Rolle spielt, ist zweifellos.«

Prof. Czerny ließ also offen, ob neben den wichtigen biologischen Tumormerkmalen noch andere Betrachtungsebenen für eine Analyse von Spontanremissionen bedeutsam sein können. Aufmerksamkeit verdienen beispielsweise Begleitkrankheiten, unterstützende Behandlungsmaßnahmen oder Ernährungsgewohnheiten, oder man kann sich Persönlichkeitsmerkmalen, dem Krankheitsverhalten und dem sozialem Umfeld zuwenden. Forscher können aber mit einer anthropologisch-philosophisch-spirituellen Perspektive auch auf Krankheitsdeutung, Sinngebung und Sinnfindung blicken. In obiger Tabelle sind die Mechanismen zusammengefasst, die bei Spontanremissionen diskutiert werden. In der Tat werden Spontanremissionen von den Beteiligten und Beobachtern auf sehr verschiedenen Ebenen beschrieben und interpretiert:

Michaela Wagner ist 26 Jahre alt. Sie kann sich an keine ernsthafte Erkrankung erinnern. Als jüngstes Kind lebt sie im Haus mit ihren Eltern und arbeitet als Verwaltungsangestellte in der nahen Großstadt. Sie ist sportlich und reist gerne. Sie möchte die Welt kennenlernen. Im Frühjahr 1987 lässt ihr Appetit nach, sie ist »ewig erkältet«. Ein Husten hält sich hartnäckig, und sie fühlt sich bei der geringsten Anstrengung völlig schlapp. Der Hausarzt und verschiedenen Fachärzte, die sie im Verlauf von drei Monaten aufsucht, rätseln trotz ihrer vielen Untersuchungen. Sie schließen ein »Mitbringsel« von ihrer Ägyptenreise im

Vorjahr nicht aus, kommen aber nicht zu einer schlüssigen Diagnose.

Im Mai 1987 weist der Hausarzt die junge Frau schließlich ins Klinikum Nürnberg ein. Auffallend sind eine mäßige Blutarmut und geringe Erhöhungen der Leberwerte. Eine Leberpunktion legt eine abklingende, am ehesten virale Leberentzündung nahe. Allgemeine Entzündungswerte bleiben jedoch deutlich erhöht, nachdem sich die Leberwerte normalisiert haben. Ein Computertomogramm des Bauchraumes deckt einen 10 mal 10 cm großen Tumor im Unterbauch und vergrößerte Lymphknoten auf. Der Tumor behindert den Blutrückfluss aus den Beinen und hat dort bereits zu Venenthrombosen geführt. Es erfolgt eine Operation, bei der auch ein sogenannter »Cava-Schirm« in die große Bauchvene eingepflanzt wird, damit Gerinnsel aus den Beinvenen abgefangen werden und nicht zu Lungenembolien führen können. Den Chirurgen erscheint das gesamte Bauchfell im Mittel- und Unterbauch entzündlich verändert, und ihnen ist rasch klar, dass eine vollständige Tumorentfernung nicht möglich ist. Denn die Dünndarmschlingen sind miteinander verklebt und tupferartig von abgestorben (nekrotisch) erscheinendem Tumorgewebe überzogen. Ebenso ist das gesamte kleine Becken von gleichartigem nekrotischem Material ausgefüllt. Beim Entfernen desselben kommt eine zystenähnliche Struktur zutage, die dem Pathologen zur feingeweblichen Untersuchung übergegeben wird. In dieser Gewebsprobe von 6 mal 4 cm Ausdehnung zeigen sich Tumorzellen eines Bauchfellkrebses, in der Sprache des Pathologen: »Verbände eines ausgedehnten malignen epithelialen Mesothelioms des Peritoneums mit ausgedehnten Tumornekrosen und abschnittsweise infiltrierendem Wachstum.« Die entfernten Lymphknoten sind metastatisch durchsetzt.

Der Patientin wird bei dieser seltenen Krebserkrankung eine intensive Chemotherapie mit den Medikamenten *Ifosfamid* und *Cisplatin* vorgeschlagen, um eine geringe Heilungschance zu nutzen. Nach einem Kurs dieser Infusionsbehandlung haben die Krankheitszeichen jedoch weiter zugenommen: Die krebs-befallenen Lymphknoten sind größer geworden und im Bauch-raum hat sich Flüssigkeit gebildet. Eine Bauchwandmetastase wächst bereits durch den vernarbten Stichkanal, durch den in den ersten Tagen nach der Operation eine Schlauchdrainage Wundsekret nach außen abgeleitet hat. Zudem hat sich auch Flüssigkeit in der Brusthöhle gebildet, in der sich Tumorzellen nachweisen lassen und die das Atmen erschwert. Die Chemo-therapie wird auf ein anderes Medikament, *Adriamycin*, umge-stellt. Vier Wochen nach dieser Behandlung sind die Lymphkno-ten und die Bauchwandmetastase zwar geringfügig kleiner. Der Zustand der Patientin hat sich hingegen deutlich verschlech-tert. Sie ist jetzt völlig bettlägerig. Der Erguss in der rechten Lungenhöhle hat zugenommen und muss mehrfach punktiert werden, um die Luftnot zu mildern.

Die Krebsspezialisten besprechen daraufhin mit der Patien-tin und ihrer Familie ausführlich die jetzige Krankheitssituation: Eine Heilung sei nicht mehr realistisch. Die Patientin solle ihre verbleibende Lebenszeit so wenig wie möglich im Krankenhaus verbringen müssen. Die Chemotherapie könne bei einem drin-genden Behandlungswunsch in niedriger Dosierung alle zwei bis drei Wochen vom Hausarzt fortgesetzt werden. Vielleicht lasse sich die Krankheit etwas aufhalten.

Zu Hause pflegen die Eltern ihre Tochter mit großer Hingabe. Die Mutter ist ständig am Bett ihrer Tochter. Sie sucht Informatio-nen über andere Behandlungsmethoden, bringt ihre Tochter auch zu einem Heilpraktiker. Dieser rät zu einer Behandlung mit einem »neu entwickelten Medikament«, zu dem er »wegen einer laufenden Patentanmeldung« nicht mehr sagen wolle. Die Pa-tientin lehnt es ab, »Versuchskaninchen« zu sein, zumal die sonstigen Verhaltensmaßregeln, nur aus Verboten bestanden hätten.

Der Hausarzt ist mit seinen täglichen Besuchen für die Fami-lie eine sehr verlässliche Stütze. Er spritzt noch sechs Mal das

Chemotherapiemedikament und unterstützt den weitergehenden Behandlungswunsch der Mutter mit Vitaminen, Mistel- und Thymusspritzen. Der Vater geht mit der Krankheitssituation eher verschlossen um. Er versucht sich mit seiner Arbeit abzulenken, setzt aber sein ganzes handwerkliches Geschick ein, um mit mechanischen Vorrichtungen am Krankenbett seiner Tochter alle denkbaren Erleichterungen zu verschaffen. Zu dieser Zeit hilft er gerade einem befreundeten Künstler bei der Renovierung einer Kirche. Dieser pinselt den Namen der todkranken Tochter, an die sein Mitarbeiter ständig denkt, in das Deckengemälde, um es ihr zu widmen.

Später schildert Frau *Wagner* diese Zeit wäre ihr vorgekommen »wie ein Film, den ich anschaute und in dem ich gleichzeitig mitspielte«. Ihre älteren Geschwister hätten sie regelmäßig besucht. Allenfalls Grübeleien, wie schlimm ihr Zustand noch werden und wie lange er noch andauern könne, hätten ihr zwischendurch Angst gemacht. Der Gedanke zu sterben, habe sie hingegen kaum geängstigt. Dabei habe sie die Bedrohlichkeit ihrer Situation durchaus erfasst.»Meine Mutter hat so um mich gekämpft. Wenn ich mich ganz elend fühlte, habe ich mir meine Beerdigung und meine Eltern an meinem Grab vorgestellt. Dann kam immer der Gedanke: ›Nein, das kannst' net bringen! Das kann ich ihnen nicht antun, dass ich sterbe. Jetzt reiß' dich zusammen!‹ Sterben war aber in der Familie kein Tabuthema. Manchmal gab es Tage, wo meine Eltern an meinem Bett saßen und einfach geheult haben. Wenn es mir besonders schlecht ging, habe ich mir ein Fotoalbum von einer schönen Reise und mein Reisetagebuch geben lassen. Dann bin ich geistig ganz weit weg verreist. Dann habe ich mir überlegt, welche Orte ich unbedingt noch sehen möchte und habe Pläne geschmiedet. Sehr geholfen haben mir meine Freunde, die sich nicht zurückgezogen haben. Sie sind mit mir einfach normal umgegangen, haben mir erzählt, was draußen läuft. Ich habe sie anfangs schon darauf vorbereitet, dass ein halbes Skelett mit Glatzkopf sie erwarte und ich meine Perücke nicht aufsetzen werde. Es hat mir so gutgetan, wenn meine Eltern abends an meinem Bett saßen und meinen gespannten Bauch gestreichelt und massiert haben.«

Nach vier Monaten ist trotz der Chemotherapie und der weiteren hausärztlichen Behandlung die Krankheit unübersehbar fortgeschritten. Frau *Wagner* ist bis auf die Knochen abgemagert. Ihre Regelblutungen haben längst ausgesetzt. Nur der wassergefüllte Bauch wölbt sich vor wie bei einer Schwangerschaft. Sie kann sich im Bett nicht mehr ohne Hilfe aufrichten und ringt nach Luft. Somit weist sie der Hausarzt, in seinen Worten »präfinal«, ins nahe Krankenhaus Rummelsberg ein. Die dortigen Ärzte geben schmerzlindernde und wassertreibende Medikamente. Trotzdem muss nahezu täglich Wasser aus beiden Lungenhöhlen abpunktiert werden und sie erhält genauso oft Humanalbumin-Infusionen. Die Patientin kann langsam wieder etwas essen. Doch der Stationsarzt dämpft die Freude der Mutter: Das nütze alles nichts mehr, weil der Körper die Nährstoffe nicht mehr aufnehmen könne.

Im Krankenhaus stabilisiert sich jedoch der Zustand der Patientin im Verlauf von vier Monaten weiter. Sie wird wieder in die häusliche Pflege entlassen. Frau *Wagner* bliebe zu diesem Zeitpunkt am liebsten noch länger im Krankenhaus. Die Erfahrung, bei Luftnot durch eine Punktion rasch Hilfe zu bekommen, hatte ihr Sicherheit gegeben. Zudem kennt sie inzwischen alle Ärzte und Schwestern, und sie fühlt sich bei ihnen fast freundschaftlich aufgehoben.

Fast ein Jahr ist inzwischen seit der Krebsdiagnose verstrichen. Frau *Wagner* genießt in diesem Sommer wieder erste Unternehmungen außerhalb des Krankenbettes und außerhalb des Hauses. Im September 1988 verschlechtert sich jedoch ihr Zustand erneut, die erschöpfende Luftnot ist zurückgekehrt. Wasseransammlungen in beiden Lungenhöhlen behindern wieder die Atmung. Die Beine sind geschwollen. Ein Computertomogramm zeigt viel Flüssigkeit im Bauchraum und weiterhin einen ausgedehnten Tumor im kleinen Becken. Die Mutter wendet sich mit ihrer Tochter erneut an den Krebsspezialisten am Nürnberger Klinikum, der die Chemotherapie eingeleitet hatte. Dieser betont noch einmal die unheilbare, also palliative Situation und lobt die bisherige ausgezeichnete symptomorientierte Behandlung durch den Hausarzt und das auswärtige Krankenhaus. Dort solle die Behandlung fortgesetzt werden.

Somit wird Frau *Wagner* erneut ins Krankenhaus Rummelsberg aufgenommen. Die dortigen Ärzte nehmen die Punktionen und Eiweiß-Infusionen wieder auf. Im Vergleich zum vorangegangenen Aufenthalt ist Frau *Wagner* diesmal jedoch weniger geschwächt. Sie kann essen, alleine gehen und sich auf der Station bewegen. Nach dreimonatiger Behandlung hat die Wasserbildung nachgelassen und sie wird einige Wochen vor Weihnachten entlassen.

Die Besserung setzt sich jetzt zu Hause fort. Nach zwei Jahren Unterbrechung kommen auch ihre Regelblutungen zurück. Ein halbes Jahr nach der Entlassung wagt sie eine erste größere Reise und besucht eine Freundin in London. Im folgenden Jahr, 1991, fühlt sich Frau *Wagner* so gesund, dass sie ihre frühere Berufstätigkeit – vorerst halbtags – wieder aufnimmt. Sie hat inzwischen auch 20 kg zugenommen und damit ihr früheres Normalgewicht erreicht.

Im Februar 1992 lässt Frau *Wagner* bei uns überraschten Ärzten im Tumorzentrum Nürnberg eine Kontrolluntersuchung durchführen. Wir hatten die Patientin tot geglaubt. Es besteht lediglich noch eine minimale Wasseransammlung unterhalb der rechten Lunge. Der Bauchraum zeigt bei der gründlichen Ultraschalluntersuchung außer einer Zyste am rechten Eierstock keine Auffälligkeiten mehr.

Einen herben Schlag muss Frau *Wagner* verkraften, als im April 1993 ihre tapfere Mutter nach einer plötzlichen Verschlechterung und Komplikationen einer bereits längere Zeit bestehenden Krankheit verstirbt. Da habe sie in Momenten aufgeben wollen.

Wegen plötzlicher heftigster Bauchschmerzen wird im Mai 1996, neun Jahre nach der Krebsdiagnose, eine Notfalloperation in einem auswärtigen Kreiskrankenhaus notwendig. Verwachsungen haben zu einem Darmverschluss geführt. Tumorhinweise sind von den Ärzten aber weder auf einem vorher angefertigten Computertomogramm noch beim direkten Blick in die Bauchhöhle bei der Operation zu finden.

Frau *Wagner* ist auch 15 Jahre nach der Diagnose ihrer »unheilbaren« Krebserkrankung beschwerdefrei und voll berufstätig. Aus medizinischer Sicht gilt sie als geheilt. Die Krebsdiagnose ist mit Kenntnis des Krankheitsverlaufes von mehreren unabhängigen Pathologen, auch dem Deutschen Mesotheliomregister, überprüft und bestätigt worden. Frau *Wagner* ist eine sehr warmherzige und freundlich-zurückhaltend wirkende Frau. Sie möchte für sich soviel wie möglich Normalität im beruflichen und privaten Alltag. Vor allem lehnt sie dort die Rolle eines »medizinischen Wunders« ab. Einen Fragebogen des zentralen Mesotheliomregisters zur Ursachenklärung ihrer Krebserkrankung lässt sie unbeantwortet. Die frühere Krebserkrankung ist für sie kein Thema, an das sie viele Gedanken verschwendet. Rückblickend erscheint ihr die Krebskrankheit einer Zeit zugehörig, die »furchtbar weit weg ist. – Es kommt mir manchmal vor, als hätte ich ein Buch darüber gelesen, als wäre es mir nicht selbst passiert.« Die in der schwierigen Zeit ihres Krankenlagers angedachten Pläne hat sie umgesetzt. Reisen haben sie nach Amerika, China, Australien, Neuseeland und andere ferne und nähere Ziele geführt. Wie hat die Krankheit ihr Leben beeinflusst? Frau *Wagner* überlegt: »Ich rege mich über dies und jenes nicht mehr auf. Ich genieße jeden Tag, tue mehr für mich, habe manches für mich ausprobiert. Autogenes Training, Meditation, Tai Chi. Habe vor einigen Jahren für mich Selbstverteidigungssportarten entdeckt, dadurch auch neue Freunde gefunden. Kick-Boxen, das ist meine Form von Abwehrsteigerung.«

Wie erklärt sich der ungewöhnliche Krankheitsverlauf? Die Mutter habe ihn auf die Mistel- und Thymusbehandlung zurückgeführt. Frau *Wagner* selbst glaubt nicht sehr an diesen Zusammenhang. Die ältere Schwester sieht den Grund in der liebevollen Betreuung durch die Familie und die Freunde. Ihr Vater habe über seine Sicht überhaupt keine Worte verloren. Ihr Hausarzt weiß keine schlüssige Erklärung. Da habe »der oben« mitgeholfen, habe er bemerkt. Und ihr Gemeindepfarrer freue sich immer über sein »Wunderkind«, wenn sie sich begegneten. An ihr sei ein himmlisches Wunder geschehen. Und wie erklärt Frau *Wagner* selbst ihre Spontanheilung? Sie selbst betrachte sich zwar als religiös, aber während der Krankheit habe für sie der Glaube keine wesentliche Rolle gespielt. Die junge Frau lächelt sympathisch, schüttelt den Kopf: »Ich kann nicht sagen, warum das so gelaufen ist. Ich freue mich einfach darüber. Das Leben gefällt mir.«

Interpretationen der Wirklichkeit sind nicht die Wirklichkeit

Es ist genauso leicht, Interpretationen einer ungewöhnlichen Genesung zu liefern, wie es schwierig ist, die dazugehörige »Wahrheit« zu finden. Offen bleibt eben, ob die jeweiligen Interpretationen richtig sind oder sie nicht vielmehr die gewohnten Denkmuster der Interpreten widerspiegeln. Sicherer ist es biologische Mechanismen aufzuzeigen, die Krebszellen zum Verschwinden bringen. Dabei bleiben aber dann möglicherweise die Auslöser dieser biologischen Abläufe außer Acht, wenn sie sich auf einer psychischen, psychosozialen oder psychospirituellen Ebene abspielen. Ein Beispiel mag diese unterschiedlichen Betrachtungsebenen verdeutlichen:

Ein Fahrradfahrer dreht sich um, weil er einer Freundin zuwinken möchte. Dabei gerät sein Vorderrad in die Spurrille einer Straßenbahnschiene und der Fahrradfahrer stürzt. Die Polizei, die von Passanten gerufen wird, protokolliert den Sachverhalt eines Sturzes ohne Fremdeinwirkung. Die genauen Verletzungen sind für sie ohne Belang. Die Ärzte im Krankenhaus diagnostizieren einen Schlüsselbeinbruch, diverse Abschürfungen und Prellungen. Für ihre Behandlung ist es recht unerheblich, ob die Verletzungen durch einen Fahrradsturz, Autounfall, eine Schlägerei, oder beim Ausrutschen auf einer Bananenschale entstanden sind. Auf der biologisch/medizinischen Ebene sind die Verletzungen Folge einer Überbelastung der Knochenelastizität und Quetschungen von Muskelfasern, Blutgefäßen und Hautstrukturen. Auf einer anderen Betrachtungsebenen sind die Verletzungen durch die Umgebungsmerkmale bedingt: Asphaltboden und Straßenbahnschiene. Von psychologischer Seite kann dagegen eine abgelenkte Aufmerksamkeit als Ursache angeführt werden, währen auf der psychosozialen Betrachtungsebene die Beziehung zwischen dem Fahrradfahrer und seiner Freundin Aufmerksamkeit erhalten.

Dieses Beispiel zeigt bereits auf, dass sich unterschiedliche Interpretationen und Ursachenzuschreibungen nicht gegenseitig ausschließen müssen. Da Spontanremissionen von Tumoren letztlich über biologische Abläufe in und zwischen Zellen vermittelt werden, ist es hilfreich, zuerst auf die biologischen »Endstrecken« von Ursache-Wirkungs-Beziehungen zu blicken, über die Tumorzellen letztlich verschwinden.

Zelldifferenzierung oder Zelltod

Wenn Tumorzellen spontan verschwinden, so kann dies unabhängig vom auslösenden Vorgang letztlich über zwei grundsätzliche biologische Endstrecken geschehen: Einerseits, indem die Krebszellen zu normalen Zellen ausreifen (differenzieren), die nicht mehr unkontrolliert wachsen und nicht mehr von anderen normalen Zellen ihres Gewebetyps zu unterscheiden sind. Andererseits, indem sie absterben. Letzteres geschieht biologisch entweder weil sie durch Außeneinwirkungen »gemeuchelt« werden – dieser Zelltod heißt Nekrose – oder weil in den Zellen ein »Selbstmordprogramm« ausgelöst wird. Dieser »programmierte Zelltod« wird mit Apoptose bezeichnet. Ein Zelltod im Sinne von Nekrose geschieht nur bei krankhaften Ereignissen, beispielsweise bei Verätzungen oder Verbrennungen. Dagegen entspricht die Apoptose einem ganz normalen Vorgang, der sich täglich auch ohne Krankheit milliardenfach im Körper abspielt. Apoptose entspricht somit einem »natürlichen« Zelltod, Nekrose einem »gewaltsamen« Zelltod. Die biologischen Abläufe, die zur Zelldifferenzierung oder zum programmierten Zelltod führen, sind über komplexe »Kontrollpunkte« (check points) eng miteinander verknüpft. Jede Zelle, die durch Teilung entsteht, durchläuft gleichermaßen eine Qualitätskontrolle. Bei Fehlern wird das Apoptose-Programm aktiviert, und die Zelle darf sich nicht weiter differenzieren, sondern sie stirbt ab. Durch derartige Kontrollmechanismen wird eine Genom-Stabilität gewährleistet, das heißt, die vorhandene Erbinformation soll möglichst unverfälscht an neue Zellen weitergegeben werden. Krebszellen unterlaufen diese Kontrollmechanismen. Sie sind gerade dadurch gekennzeichnet, dass sie das Apoptose-Programm ausschalten und damit unsterblich werden. Bei der Apoptose wird in den betroffenen Zellen deren genetische Information zerstückelt, die in den DNA-Strängen des Zellkerns kodiert ist. Die dadurch abgestorbene Zelle wird daraufhin abgebaut. Bildlich kommen bei der Apoptose die defekten Baupläne und Betriebsanleitungen der Zelle in den Reißwolf und werden »recycelt«.

Der Begriff Apoptose wurde 1972 geprägt, als die damit einhergehenden Veränderungen der Zellen in ihren Einzelheiten beschrieben und Apoptose als eigenständige und genetisch kontrollierte Form der physiologischen, das heißt normalen Zellelimination erkannt wurde. Der Begriff (*apo* bedeutet ab, los; *ptosis* bedeutet Senkung, Fall) beschreibt im Griechischen das Fallen der Blätter im Herbst. Das Phänomen war bereits 130 Jahre vorher von deutschen Biologen beschrieben worden. Denn ein natürlicher Abbau von Zellen ist in der Entwicklung vieler Organismen unübersehbar, die dabei ihre Körperform wechseln, beispielsweise wenn sich Kaulquappen zu Fröschen entwickeln und dabei ihren Schwanz verlieren. 2002 erhielten den Nobelpreis für Medizin drei Forscher, die die genetische Basis der Apoptose entschlüsselt haben.

Apoptose bei Spontanremissionen

Der apoptotische Zelltod wird gemäß seiner eminenten Bedeutung durch viele Gene und Genprodukte komplex reguliert. Eine besondere Bedeutung kommt dabei Genen und Eiweißen zu, die so sachlich fade Bezeichnungen tragen wie »p53, bcl-2, CD95 (APO-1) CD95-ligand-System«. Bösartige Tumore wachsen weniger durch eine gesteigerte Zellteilung, sondern mehr aufgrund einer eingeschränkten Apoptose. Wenn Krebszellen andererseits »schlafen« und dadurch gar nicht mit Krankheitszeichen auffallen, somit im medizinischen Jargon »subklinisch« bleiben, so liegt dies weniger an einer gehemmten Zellvermehrung (Proliferation), sondern mehr an einer balancierten Apoptose: Es sterben in derartigen Mikrometastasen eben genauso viele Zellen ab, wie neue entstehen, sodass die Tumorknoten »schlafend« erscheinen, weil sie sich größenmäßig nicht ändern.[68]

Direkte Belege für apoptotische Vorgänge bei Spontanremissionen fand *Kaufmann* in Israel bei einem 61-jährigen Mann mit einem malignen Lymphom (Mantelzell-Lymphom), dessen Zellen nicht nur das Knochenmark infiltriert hatten, sondern auch leukämieartig ins Blut ausgeschwemmt waren. Innerhalb von 50 Monaten nahm die Krankheitsaktivität periodisch 15-mal mit Fieber, schwerem Krankheitsgefühl und Milzvergrößerung zu, um anschließend spontan wieder abzunehmen. Der Patient fühlte sich zwischenzeitlich immer wieder gesund. Zum Zeitpunkt der akuten Krankheitsphase konnte jeweils im Gegensatz zu den »gesunden« Phasen Apoptose nachgewiesen werden, die offensichtlich jeweils die Remission einleitete.[69]

Schweizer Ärzte beobachteten einen ähnlichen Krankheitsverlauf:

Bei einer 49-jährigen Frau wurde ebenfalls ein malignes Lymphom (niedrig malignes B-Zell-NHL) mit Lymphknoten- und Milzvergrößerung und Knochenmarksbefall diagnostiziert. Bei ihr kam es immer wieder zu akuten Krankheitsschüben und spontanen Rückbildungen der Krankheitszeichen, sodass sich die Frau zwischenzeitlich – jeweils meist zwei bis drei Monate lang – gesund fühlte. Nach zehn Jahren ging die Krankheit in eine chronisch lymphatische Leukämie (CLL) über, die erfolgreich chemotherapiert wurde. Die Patientin erkrankte danach jedoch an einer Bauchspeicheldrüsenentzündung und verstarb an einer Infektion.[70]

Der Erlanger Hautarzt *Prof. Otto Hornstein* beschrieb bereits 1960 sehr ausführlich die Spontanremission bei einem Säugling mit einem metastasierenden Neuroblastom – nach heutiger Klassifikation lag ein Stadium IVS vor: Nach anfänglichem Metastasenwachstum beobachtete er eine langsame vollständige spontane Rückbildung der multiplen Tumore. Er und seine Kollegen punktierten dabei wiederholt Hautmetastasen und sahen unter dem Mikroskop keine Zeichen einer Ausreifung, sondern zunehmend »regressive« Veränderungen, wie sie bei der Apoptose auftreten – dieser Begriff war damals jedoch noch nicht geprägt.[71]

Die schwedische Forschungsgruppe von *Jeff Pahlman* konnte den direkten Zusammenhang zwischen einer gesteigerten Apoptose in kindlichen Neuroblastomen und einer günstigen Prognose aufzeigen. Sie erklärt die Tatsache, dass Kinder mit noch lokal begrenzten Neuroblastomen häufig auch dann auf Dauer krankheitsfrei bleiben, wenn die Tumorentfernung nicht vollständig gelungen ist. Offensichtlich sterben dann die verbliebenen Krebszellen durch die von ihnen nachgewiesene gesteigerte Apoptose ab.[72]

Zelldifferenzierung und Elimination von exogenen Karzinogenen

Bei Neuroblastomen ist wiederholt beschrieben worden, dass nach einer Vollremission im Tumorbereich keine Gewebsreste mehr zurückblieben. Diese Beobachtung entkräftet Einschätzungen, es handle sich eher um »Gewebereifungsstörungen« als um bösartige Tumore, wenn diese ohne Therapie nicht ›bös enden‹. Andererseits gibt es Fall-berichte von Spontanremissionen, die eine Ausreifung (Differenzierung) der Tumorzellen nahelegen. Dann verschwinden die ursprünglichen Tumorknoten nicht völlig, aber die zurückbleibenden Zellen weisen keinerlei Merkmale von Bösartigkeit mehr auf. Neuroblastome wandeln sich dann beispielsweise zu Ganglioneurinomen, d.h. zu gutartigen Nervengeschwülsten.[73] Eine spontane Regression und Ausreifung sind nicht nur bei manchen kindlichen Neuroblastomen, sondern auch für Retinoblastome, Chorionkarzinome, ein Nebennierenkarzinom und Teratokarzinome beschrieben. Teratokarzinome treten vor allem als Hodenkrebs bei jungen Männern auf.[74] Aber natürlich differenzieren auch in derartigen Fällen nicht alle Krebszellen zu normalen Körperzellen, viele sterben ab. Dies wird dadurch belegt, dass an manchen Metastasenstellen nur noch narbige Veränderungen zu finden sind, an anderen Stellen aber Geschwulstreste aus ausschließlich gutartigen Zellen.

Dieses Phänomen von Apoptose und Differenzierung lässt sich beispielsweise nicht selten beobachten, wenn heute Teratokarzinome bei jungen Männern chemotherapiert werden. Mit einer Chemotherapie lässt sich bei dieser meistens vom Hoden ausgehenden Krebsart heute fast immer eine Heilung erzielen, selbst wenn schon Metastasen wuchern. Oft bleiben aber Tumorreste zurück, die dann operativ entfernt werden. Meist finden sich dann keine Krebszellen mehr, sondern nur noch sogenannte »reife Teratomzellen«. Hier wird schon deutlich, warum das Phänomen der Spontanremission Krebsforscher interessieren muss: Die Medikamente der Krebstherapie und Mechanismen der Spontanremission nutzen gemeinsame biologische Pfade.

Differenzierungsvorgänge sind wahrscheinlich auch von Bedeutung, wenn noch nicht invasive Karzinome, beispielsweise des Gebärmutterhalses (Zervix) oder der Bronchialschleimhaut, verschwinden, nachdem bisherige krebserregende Einflüsse ausbleiben. Ähnliches gilt für sogenannte niedrig maligne MALT-Lymphome des Magens. Sind diese auf die Magenwand begrenzt, so bilden sie sich in etwa 70 Prozent zurück, wenn ein Bakterium – *Helicobacter pylori* – mit Antibiotika beseitigt wird. Diese spiraligen Bakterien nisten sich bei vielen Menschen in der Magenwand ein. Sie können Magengeschwüre verursachen. Gleichzeitig scheiden sie auch krebserregende Stoffwechselprodukte aus, die auch bei der Entstehung dieser niedrig malignen MALT-Lymphome eine Rolle spielen.[75] Französische Ärzte berichteten 2009 sogar von der spontanen Rückbildung eines hoch malignen Magenlymphoms nach einer Helicobacter-pylori-Behandlung.[76]

In der bereits angeführten, 1966 erschienenen Sammlung von Spontanremissionen *Everson* und *Cole* war in zwölf von 13 berichteten Fällen bei Blasenkarzinomen die spontane Tumorrückbildung nach einer Operation erfolgt, bei der die Harnleiter von der Blase gelöst und in den Dickdarm eingepflanzt worden waren (Ureterokolostomie). Die Chirurgen vermuteten somit, mit dem abgeleiteten Urin sei die Blase von Substanzen verschont geblieben, die bisher das Krebswachstum stimuliert hätten.[77]

Eine spontane Tumorrückbildung mittels Zelldifferenzierung kann möglicherweise auch durch Nahrungsbestandteile gefördert werden. Vitamin-A-ähnliche Stoffe (Retinoide) führen zur Differenzierung bestimmter Leukämiezellen und gehören nun seit wenigen Jahren zur Standardbehandlung der Promyelozytenleukämie. Vitamin A und Retinoide schützen darüber hinaus durch ihre differenzierende Wirkung in bestimmten Situationen auch vor Krebszweiterkrankungen.[78]

Curcumin ist der Farbstoff der asiatischen Gelbwurzel

(Curcuma longa Linn). Enthalten ist sie vor allem in Curry-Gewürzmischungen aber auch in der Worcester-Sauce und als Zusatzstoff E100 in vielen Lebensmitteln. Der gelbe Farbstoff wirkt entzündungshemmend, antioxidativ und fängt im Körper freie Radikale. Stoffen mit diesen Merkmalen – dazu gehören auch die Vitamine A, C und E und viele Bestandteile einer gesunden Obst- und gemüsereichen Ernährung – wird eine wichtige Rolle bei der Zellausreifung und somit eine krebsvorbeugende Wirkung zugeschrieben. In Tierversuchen verminderte Curcumin in der Tat das mit chemischen Karzinogenen assoziierte Krebsrisiko. In manifesten Tumoren werden wachstumsstimulierende Gene (Onkogene) gehemmt[79] und verschiedene wichtige Wege der Signalübermittlung günstig beeinflusst.[80] Denkbar ist somit, dass bei manchen Menschen eine Ernährungsumstellung zur Spontanremission ihrer Krebserkrankung beigetragen hat.

Differenzierungsmechanismen könnten auch erklären, warum sich aus *Carcinoma-in-situ*-Veränderungen der Brust allenfalls bei jeder zweiten betroffenen Frau später Mammakarzinome bilden. Hormone spielen bei diesen Differenzierungsvorgängen sicher eine wichtige Rolle.

Hormonelle Einflüsse

Hormone stimulieren und kontrollieren die Vermehrung und Ausreifung von Zellen in Organen. Das gilt besonders für Schilddrüsen- und Sexualhormone. Hormone der Schilddrüse steuern die körperliche und geistige Entwicklung. Wird somit eine beispielweise durch Jodmangel verursachte schwere Schilddrüsenunterfunktion bei Säuglingen und Kleinkindern nicht behoben, so bleiben diese Kinder kleinwüchsig und in ihrer Intelligenzentwicklung zurück.

Ob eine Schilddrüsenunterfunktion zu einer Tumor-remission beitragen kann wird seit 100 Jahren kontrovers diskutiert.[81]

Bei dem 56-jährigen *Walter Linke* wird im Juli 1995 die linke Niere entfernt. Er führt die Krebserkrankung auf seinen beruflichen Stress als Beamter zurück. Auch habe ihn der Tod seines Vaters vor zwei Jahren recht mitgenommen. Ein knappes Jahr später soll eine Kropfoperation erfolgen. Die vorherige Lungenröntgenaufnahme zeigt kleine Metastasenschatten in beiden Lungen. Die halbe Schilddrüse wird entfernt, Schilddrüsenhormone werden danach nicht verordnet. In einer Computertomografie der Lungen, etwa vier Wochen später, beschreibt der Radiologe »mindestens 18 Rundherde bis 2 cm Durchmesser«, die Herrn *Linke* jedoch keine Beschwerden machen. Beabsichtigt ist eine Therapie mit *Interleukin* und *Alpha-Interferon*. Diese muss jedoch bereits nach der ersten Spritze wegen schwerer allergischer Reaktion abgebrochen werden. Bei einer Lungenröntgenkontrolle vier Wochen später sind die Metastasenschatten deutlich kleiner. Im Computertomogramm bestätigt sich die Befundbesserung mit »jetzt nicht mehr nachweisbaren Metastasen der linken Lunge und sowohl zahlenmäßiger wie größenmäßiger Reduktion der vorbeschriebenen Metastasen der rechten Lunge«. Dieser Befund ist drei Monate später unverändert. Noch einige Monate später sind in der Lungenaufnahme Metastasen gar nicht mehr zu erkennen. Bei einer Kontrolle ein Jahr später zeigen sich wieder zwei Lungenmetastasen, die langsam wachsen, während die übrigen Metastasen weiter verschwunden bleiben. Später treten Hirnmetastasen auf.

Ob eine zwischenzeitliche Verminderung von Schilddrüsenhormonen im Blut die vorübergehende Spontanremission der Metastasen ausgelöst hat, muss offenbleiben.
Sexualhormone führen bei Frauen und Männern zur

Ausbildung der jeweiligen Geschlechtsmerkmale. Östrogene stimulieren das Wachstum von Zellen der Brustdrüsen und Gebärmutterschleimhaut. Diese Auswirkungen spüren Frauen bei jedem Regelzyklus, besonders ausgeprägt natürlich bei einer Schwangerschaft. Auch bei Männern lassen Östrogene die Brustdrüsen größer werden.

Bei 20 der 176 von *Everson* und *Cole* 1966 geschilderten Spontanremissionen gingen hormonelle Änderungen der Tumorrückbildung voraus. So gibt es auch zahlreiche Berichte über Spontanremissionen von Brustkrebs, die in zeitlichem Zusammenhang mit einer Schwangerschaft, Entbindung oder der Menopause auftraten.

Bereits 1897 präsentiert der englische Arzt *Dr. Gould* seiner Medizinischen Fachgesellschaft einen gut dokumentierten Fall, den er für »so interessant und so wichtig« hielt, »dass es wert scheint, ihn der Gesellschaft vorzustellen«.

Im Mai 1890 wird die alleinstehende 39-jährige Krankenschwester *M.C.* in einem Londoner Krankenhaus untersucht. Seit zwei Jahren tastet sie einen Knoten in ihrer linken Brust, der an Größe zugenommen hat. Sie habe an dieser Stelle vor fünf Jahren einen Stoß mit einem Regenschirm erlitten. Ihr Arzt, *Dr. Collins*, diagnostiziert Brustkrebs und amputiert die Brust. Die mikroskopische Untersuchung des Tumorgewebes bestätigen ihm und zwei Kollegen, die sich die feingeweblichen Präparate ebenfalls anschauen, das Bild eines »typischen szirrhösen Krebses«.[82] Im Juli 1892 bemerkt die Patientin einen Tumorknoten in der linken Achselhöhle, der ebenfalls von *Dr. Collins* herausgeschnitten wird. Im Februar 1892 muss schon wieder eine Operation erfolgen. Diesmal entfernt *Dr. Collins* Knoten, die sich im Bereich der Amputationsnarbe und oberhalb der verbliebenen rechten Brust gebildet haben. Bereits Ende des gleichen Jahres sind jedoch schon neue Knötchen gewachsen und die Patientin klagt über Luftnot. Eine Operation erscheint *Dr. Collins* jetzt nicht mehr sinnvoll. Er empfiehlt ihr die Weiterbehandlung in der Krebsstation des Middlesex Hospital, wo sie am 17. Januar 1895 auch aufgenommen wird. Sie hat im letzten Jahr an Gewicht abgenommen und ist zunehmend schwächer geworden. Jetzt kann sie wegen ihrer Luftnot nicht mehr flach liegen – offensichtlich hat sich Wasser in der rechten Lungenhöhle angesammelt. Tumorknoten finden sich beidseits unter den Achseln und oberhalb der Schlüsselbeine und im Bereich der bisherigen Operationsnarben. Nach einer kurzen Besserung verschlechtert sich der Zustand der Patientin im folgenden Winter wieder. Als *Dr. Gould* sie im März 1896 erstmals sieht, haben die Hautmetastasen im Brustwandbereich und die Lymphknotenmetastasen zugenommen. Sie hustet viel, bekommt nicht ausreichend Luft und erhält deshalb Morphium. Der rechte Oberschenkel ist sehr schmerzhaft und auch verkürzt und deformiert – bei diesen typischen Zeichen eines metastasenbedingten Oberschenkelbruches war damals eine Röntgendiagnostik noch nicht verfügbar. *Dr. Gould* schreibt später in seinen Bericht: »Zusätzlich zu dem von außen sichtbaren Krebswachstum glaubte ich, dass *M.C.* Metastasen in der rechten Lunge und im rechten Oberschenkel hatte und ich habe ihren Tod innerhalb sehr kurzer Zeit erwartet.« Mitte Juni sind jedoch die vergrößerten Lymphknoten nicht mehr tastbar. Von den Hautmetastasen sind nur noch eine umschriebene Verdickung der Brustamputationsnarbe und ein kleiner Knoten neben der Narbe oberhalb der rechten Brust übrig geblieben. Die Patientin kann flach liegen, klagt über keine Luftnot mehr, der Pleuraerguss hat sich zurückgebildet. Der Oberschenkel ist zwar noch deformiert, aber weniger schmerzhaft. Nun nimmt die Patientin an Gewicht und Kraft zu, zeigt wieder Lebensfreude. Sie kann wieder gehen. Dabei humpelt sie und belastet vor allem das linke Bein. Denn das rechte Bein ist knapp 4 cm verkürzt und der Oberschenkelknochen ist in seinem oberen Bereich nach außen gebuckelt – dies entspricht dem eingestaucht verheilten Oberschenkelbruch. Die Hautmetastasen sind ganz verschwunden.

Dr. Gould betont, dass keine spezifische Behandlung erfolgt sei. Im Gegensatz zu oft schnell wachsenden Brustkrebsgeschwülsten bei jungen Frauen habe sich der Tumor bis zur Diagnose eher langsam vergrößert. Und *Dr. Gould* schreibt weiter: »Vielleicht ist es auch berichtenswert, dass sie ihre letzte Regelblutung Ende Januar 1895 hatte.«[83]

Derartige Krankheitsverläufe gibt es auch 100 Jahre später:

Frau B. ist 44 Jahre alt und lebt in einer süddeutschen Kleinstadt. Sie ist verheiratet, aktiv und beruflich erfolgreich. Ihr sechsjähriger Sohn bedeutet ihr alles. Brustkrebserkrankungen sind in ihrer Familie unbekannt. Gesundheitlich war sie selbst nur immer wieder von Nasennebenhöhlenproblemen geplagt. Kurz vor Weihnachten 1993 bemerkt sie unter der Dusche eine Verhärtung in der rechten Brust. Panische Angst überfällt sie. Nach einer schlaflosen Nacht erwirkt sie bereits am nächsten Tag einen Untersuchungstermin bei ihrer Frauenärztin. Diese bestätigt zwei Knoten in den beiden oberen Quadranten der rechten Brust. Die Brustwarze ist eingezogen. Die Mammografie und eine Ultraschalluntersuchung erhärten den dringenden Verdacht auf ein Mammakarzinom an mehreren Stellen mit einem mammografisch messbaren Durchmesser der Knoten bis 2 cm. Außerdem weisen diese streifige Ausläufer auf. Hinter der Brustwarze und im äußeren oberen Quadranten der Brust finden sich zudem diffuse Verkalkungen, die »am ehesten ausgeprägten Carcinoma-in-situ-Anteilen entsprechen« – »Aufgrund der Multilokalität ist eine brusterhaltende Operation wahrscheinlich nicht möglich.« Hatte die Patientin vorher noch alle Hebel in Bewegung gesetzt, um sofort einen Untersuchungstermin zu bekommen, so lehnt sie jetzt die von der Frauenärztin vorgeschlagene rasche Gewebsprobe und Operation auch nach mehreren eingehenden Gesprächen ab. Die Patientin ist der Meinung, dass sie durch ihren, an den Zielen anderer orientierten Lebensstil krank geworden sei: »Ich kann mir nur selbst helfen.« Von einem Tag zum nächsten stellt sie ihr Leben von Grund auf um: Sie beendet ihre Berufstätigkeit, nimmt sich mehr Zeit für sich und macht konsequent täglich einen Waldspaziergang. Im Verlauf eines Jahres nimmt der Brustbefund sehr an Größe zu. Die gesamte rechte Brust und die angrenzende Brustwand sind steinhart, höckerig, an mehreren Stellen auch aufgebrochen. Manchmal denkt sie: »Sterben ist leichter als das, was ich mache.« Ihre Familie versucht sie anfangs umzustimmen, akzeptiert dann letztlich mehr oder weniger hilflos ihre Entscheidung. Ihre Regelblutungen werden ab dem Diagnosezeitpunkt unregelmäßiger. Im Frühjahr 1995 bleiben sie dann ganz aus. Zu diesem Zeitpunkt lässt das Spannungsgefühl in der Brust langsam nach und die Knotenplatte der Brust wird zunehmend weicher.

Bei einer körperlichen Untersuchung im Juli 1997 zeigt sich bei der sportlichen, sympathisch wirkenden, inzwischen völlig beschwerdefreien Frau eine weitgehend »autoamputierte« rechte Brust, deren Drüsengewebe narbig geschrumpft ist. Tumorknoten sind nicht mehr zu tasten. Auch die übrige körperliche Untersuchung und Laboruntersuchungen können keinerlei aktive Krankheitszeichen aufdecken. Frau B. erzählt lebendig, sie habe die Angst vor dem Tod verloren, sei unangepasster, schreibe Gedichte, gehe ihren Weg, ohne zu »missionieren«. Sie sei sogar aus der Krankenkasse ausgetreten: »Der Krebs hat mir gutgetan.« Ihr Mann und ihr Sohn seien ihr Lebensinhalt. Sie lebe keineswegs besonders gesund, befolge auch keine besondere Diät. Andere Krebsbehandlungsmethoden habe sie nie gesucht. Eine Bestätigung des Mammakarzinoms durch eine Gewebsprobe war bei der Patientin nicht erfolgt. Trotzdem bestand und besteht an der Malignomdiagnose aufgrund der erhobenen Befunde kein Zweifel.

Das anfänglich eher etwas langsame Tumorwachstum, das diese Patientin berichtete und das auch *Dr. Gould* in seiner sorgfältigen Fallbeschreibung auffiel, ist recht typisch für hormonempfindliche Mammakarzinome. Derartige Krankheitsverläufe sind mit dem heutigen Wissen, wie Hormone das Wachstum mancher Krebsarten stimulieren oder auch hemmen können, nicht mehr sehr rätselhaft. Die spontane Genesung beider Patientinnen von ihrem Brustkrebs ist in Zusammenhang mit der im Krankheitsverlauf aufgetretenen Menopause zu sehen. Danach kam es mit zunehmendem Östrogenentzug zur langsamen Tumorrückbildung. Frau B. aus dem zweiten Fallbericht selbst führt ihre Tumorrückbildung auf ihre »völlig umgekrempelte Lebensweise« zurück.

In der modernen Brustkrebstherapie fällt der antihormonellen Therapie eine entscheidende Rolle zu. Bei hormonempfindlichen Tumorzellen lassen sich heute nicht nur vereinzelt derart eindrucksvolle Metastasenrückbildungen durch einen gezielten Östrogenentzug erzielen. Dieser geschieht vor der Menopause entweder durch eine chirurgische Entfernung der Eierstöcke (Ovarektomie) oder eine Bestrahlung der Eierstöcke (Radiomenolyse) oder durch antihormonelle Medikamente, die die Hormonbildung in den Eierstöcken hemmen. Befinden sich Brustkrebspatientinnen bereits in den Wechseljahren kann die verbliebene Östrogenwirkung durch andere als Antiöstrogene wirkende Medikamente ausgeschaltet werden. Am längsten eingesetzt und bekanntesten ist dabei das Medikament *Tamoxifen*. Andere Medikamente, die die Östrogenbildung verhindern, sind die sogenannten *Aromatase-Inhibitoren*.

Wie viel Gemeinsamkeiten Spontanremissionen und Hormontherapie bei Brustkrebs haben, zeigt der Fallbericht einer 67-jährigen Frau, deren Mammakarzinom nach einer Spontanremmission wieder aktiv wurde. Die jetzt eingeleitete antihormonelle Therapie mit Tamoxifen führte erneut zu einer Remission. Sieben Jahre vorher hatte sich die Frau mit einem bereits inoperablen

Brustkrebs im weltbekannten *M.D. Anderson Krebszentrum* in Houston/Texas vorgestellt. Eine Bestrahlung verkleinerte die Tumorknoten. Ein halbes Jahr später jedoch zeigten Röntgenbilder Rippenmetastasen. Zwischen Lunge und Brustwand hatte sich Flüssigkeit angesammelt, in der Krebszellen schwammen. Somit bestand an einer Rippenfellmetastasierung kein Zweifel. Die Patientin erschien erst vier Monate später wieder in der Klinik. Sie fühlte sich beschwerdefrei und ein Erguss war nicht mehr nachweisbar. Sie hatte zwischenzeitlich keine anderweitige Therapie erhalten. Diese Spontanremission hielt sechs Jahre an. Dabei waren in den letzten zwei Jahren Tumormarker bereits wieder zunehmend in den krankhaften Bereich geklettert.[84]

Offensichtlich wird auch in diesem Fall das eher langsame Krebswachstum, wie es für hormonempfindliche Brusttumore recht charakteristisch ist.

Wenn sich in den Brüsten von Frauen im mittleren Lebensalter doppelt so häufig Carcinoma-in-situ-Veränderungen nachweisen lassen als dem späteren Brustkrebsrisiko entspricht, so hängt das möglicherweise auch damit zusammen, dass die meisten dieser Frauen zwischenzeitlich in die Wechseljahre kommen. Die Carcinoma-in-situ-Veränderungen weisen meist Östrogenrezeptoren auf. Eine Rückbildung in der Menopause ist damit erklärlich.

Endokrine (hormonelle) Veränderungen spielen möglicherweise auch bei manchen Spontanremissionen von Nierenzellkarzinomen eine Rolle. Mit einigen Hormonmedikamenten lassen sich bei dieser Tumorart durchaus Metastasen zurückbilden. Dies gelingt aber nur in einem so geringen Prozentsatz, dass diese Behandlungsmethode kein Standardvorgehen sein kann.[85]

Telomeraseinhibition – ein Enzym, das unsterblich macht, wird gehemmt

Wenn sich Zellen teilen, so geben sie jeweils ihre volle genetische Information an die Tochterzellen weiter. Diese Erbinformation ist im Zellkern jeder Zelle auf fadenartigen Strukturen gespeichert, den Chromosomen. Diese müssen sich also vor einer Zellteilung verdoppeln. Da an den Chromosomenenden die Kopie der genetischen Information nicht möglich ist, tragen die Chromosomenenden – die Telomere – keine Erbinformation. Bei jeder Zellteilung wird somit das Chromosom kürzer, bis nach einigen Dutzend Zellteilungen die Telomere zu kurz sind und die Zellen mittels Apoptose abgebaut werden. Telomere sind somit die »genetische Uhr«, die das Überleben von Zellen kontrolliert. In Keimzellen und embryonalen Zellen, die sich häufig teilen müssen, verlängert das Enzym *Telomerase* nach jeder Zellteilung die Telomere, sodass sich die Zellvermehrung fortsetzen kann. In reifen Geweben wird dieses Enzym inaktiviert, nicht dagegen in Krebszellen, die dadurch praktisch unsterblich werden. Das Enzym Telomerase kann somit Zellen immortalisieren. Für die Entdeckung des Enzyms Telomerase und Klärung seiner Funktion wurde den Forschern *Elisabeth Blackburn*, *Carol Greider* und *Jack Szostak* 2009 der Medizinnobelpreis verliehen.

Bei Neuroblastomen geht eine niedrige oder fehlende Telomeraseaktivität im Tumorgewebe mit einer günstigen Prognose einher. Bei Neuroblastomen des Typs IVS, und manchmal auch im Stadium I /II, reicht möglicherweise die Telomeraseaktivität nicht aus, um die jeweiligen Tumorzellen unsterblich zu machen. Diese hören also auf, sich zu vermehren. Sie werden wieder der Apoptose zugänglich und sterben ab. Der Tumor bildet sich spontan zurück. Verschiedene Untersuchungen stützen dieses Erklärungsmodell.[86]

Vorstellbar sind Spontanremissionen auch durch unbekannte Hemmstoffe der Telomerase, sogenannte Telomerase-Inhibitoren. Derzeit arbeiten viele Forscher fieberhaft daran, derartige Hemmstoffe zu identifizieren und daraus neue Krebsmedikamente zu entwickeln. Experimentell konnte schon gezeigt werden, dass eine Hemmung der Telomerase ein Absterben der Krebszellen und eine sogar vollständigen Rückbildung von Tumorknoten bewirken kann. Wie bei wirklichen Spontanremissionen kommt es aber öfters zum Rückfall mit erneutem Tumorwachstum.[87] Denn Telomere von Chromosomen können manchmal auch über andere Mechanismen als mittels der Telomerase ihre Länge und die entsprechende Teilungsfähigkeit der Zellen erhalten.

Angiogeneseinhibition – Krebszellen werden ausgehungert

Von 1958 bis 1961 wurden weltweit etwa 10 000 Kinder mit auffälligen Missbildungen geboren: verkürzte und deformierte Gliedmaßen, verstümmelte Ohrmuscheln und teilweise auch Veränderungen an inneren Organen. Die Mütter dieser Kinder hatten in den ersten Monaten ihrer Schwangerschaft ein neues Medikament *Contergan*® gegen Schlafstörungen eingenommen, das im Vergleich zu den bisherigen Schlafmitteln als sehr sicher galt. Für dieses Medikament gab es praktisch keine Überdosis, während andere Schlafmittel jährlich von Tausenden Menschen benutzt wurden, um sich das Leben zu nehmen. Da das Medikament in Deutschland hergestellt wurde, empfahlen es hier die Ärzte besonders oft. 4000 der missgebildeten Kinder kamen allein in Deutschland auf die Welt, bevor der Zusammenhang mit der Medikamenteneinnahme aufgedeckt und *Contergan®* vom Markt gezogen wurde. Der Wirkstoff von *Contergan®* ist *Thalidomid*. Heute wissen wir, dass Thalidomid die Bildung von Blutgefäßen hemmt. Eine Gefäßneubildung nennen Wissenschaftler *Angiogenese*, ihre Hemmung *Angiogenese-Inhibition*. Die besonderen Missbildungen im Mutterleib durch *Contergan®* geben heute weniger Rätsel auf, weil Gliedmaßen natürlich nicht normal wachsen können, wenn in der entscheidenden Entwicklungsphase die dafür notwendige Blutversorgung ausbleibt. Gerade wegen dieser Nebenwirkung, die zur bisher größten Arzneimittelkatastrophe führte, ist Thalidomid in den letzten Jahren zu einem spannenden Wirkstoff für Krebsforscher geworden: Mit Thalidomid lässt sich bei weit fortgeschrittenen Plasmozytomen – einer besonderen Form von Knochenkrebs – manchmal ohne starke Nebenwirkungen eine Remission erzielen, selbst wenn vorher Chemotherapie-Medikamente, Bestrahlungen, oder gar eine Knochenmarktransplantation versagt haben. Wie kann ein Fluch in der Schwangerschaft zum Segen bei Krebs werden?

Wenn sich Krebszellen teilen und zu Krebsgeschwülsten heranwachsen, so können sie nur zu Beginn ausreichend Nährstoffe aus der Umgebung aufnehmen. Haben die Tumorknötchen eine Dicke von etwa ein bis zwei Millimeter erreicht, so können sie nur weiterwachsen, wenn sie Blutgefäße bilden, die auch die Krebszellen im Innern der Knötchen und späteren Knoten ausreichend mit Nährstoffen versorgen. Die Angiogenese ist im Organismus ein sehr wichtiger und deshalb komplex gesteuerter Vorgang. Eine Gefäßneubildung ist beispielsweise schon bei jeder Schnittverletzung notwendig, damit die getrennten Gewebsteile wieder zusammenwachsen. Andererseits muss dann die Angiogenese rechtzeitig wieder aufhören, sonst würde sich im Narbenbereich ein überschießendes Gefäßknäuel, ein

Blutschwamm bilden. Bisher ist bereits eine Vielzahl von Eiweißstoffen bekannt, die die Gefäßneubildung stimulieren oder wieder hemmen. Dazu gehören *Kortison*, Interferone und andere Zellbotenstoffe, Proteine, die aus Blutgerinnungsfaktoren entstehen wie *Thrombospodin*, *Angiostatin*, *Endostatin*, Stoffe die aus Blutplättchen oder Gewebe freigesetzt werden wie ein *Plättchenfaktor-4* oder *Metalloproteinaseinhibitoren* (TIMP) oder stimulierend der Wachstumsfaktor VEGF.

Blutgefäße in Tumoren bestehen nicht aus Krebszellen. Vielmehr sondern die Krebszellen Stoffe ab, die die umgebenden Blutgefäße dazu bewegen, Abzweigungen in das Tumorgewebe sprossen zu lassen. Tumorknoten »zapfen« sozusagen die gesunden Adern an. Wird diese Gefäßneubildung dann gehemmt, sterben die unterversorgten Zellen ab. Einige Hemmstoffe der Blutgefäßneubildung (*Angiogenese-Inhibitoren*) sind bereits als Krebsmedikamente zugelassen worden, z. B. ein Antikörper (Avastin®) gegen den Wachstumsfaktor VEGF. Hunderte Substanzen werden noch intensiv erforscht und erprobt. In Tierversuchen waren einige von ihnen, z. B. die körpereigenen Eiweißstoffe Angiostatin und Endostatin in der Lage, Tumorknoten vollständig zum Verschwinden zu bringen.[88] Angiostatin alleine konnte transplantierte menschliche Karzinome bis auf winzige Tumorknötchen zurückbilden. In diesen Tumorknötchen war erstaunlicherweise die Zellteilungsrate nicht kleiner als in wachsenden Tumoren. Vielmehr bestand ein Gleichgewicht von Zellvermehrung und Zelltod durch Apoptose, sodass die Tumorknötchen größenmäßig gleich blieben und von außen betrachtet »schlafend« wirkten.[89]

Einige Fallberichte von Spontanremissionen diskutieren einen Zusammenhang mit Transfusionen von Blutprodukten.[90] Vorstellbar, aber keineswegs gesichert ist, dass mit diesen Blutprodukten im Blut und im Serum vorkommende Angiogenese-Inhibitoren transfundiert und aktiviert wurden.

Maligne Melanome können sich zum Zeitpunkt ihres Anschlusses an die Blutversorgung vollständig zurückbilden. Dafür wird neben zellulären Immunmechanismen der antitumoröse Effekt des Zellbotenstoffes *Interleukin-6* (*Il-6*) angeführt wird, der in den neu gebildeten Blutgefäßwandzellen gebildet und an die Umgebung, also auch ins Tumorgewebe, abgegeben wird.

Die Einwirkung von antiangiogenetischen Substanzen aus dem Blut auf Tumorzellen und die Freisetzung von hemmenden Faktoren der Gefäßneubildung aus Krebszellen selbst, die dann auf andere Tumorzellen einwirken, können also durchaus zur Tumorrückbildung führen. Wiederholt beschrieben ist die Rückbildung von bereits vorhandenen Lungenmetastasen, nachdem der dafür ursächliche Nierentumor chirurgisch entfernt worden war. Andererseits gibt es Beobachtungen, dass Krebsgeschwülste nach unvollständiger Tumorentfernung manchmal besonders rasch wachsen. Schon *Prof. Czerny* hatte in seinem Heidelberger Vortrag 1906 darauf hingewiesen. Durch die Operation sei »Luft an den Krebs« gekommen, tuschelt der Volksmund dann über das plötzlich beschleunigte Tumorwachstum. Gibt es für diese gegenläufigen Phänomene eine Erklärung?

Größere Tumorknoten bestehen keineswegs aus einheitlichen Zellen. Diese Zellen und Zellverbände unterscheiden sich auch hinsichtlich ihres angiogenetischen und antiangiogenetischen Phänotyps, das heißt in ihrer Fähigkeit, Substanzen zu bilden, die eine Gefäßneubildung anregen oder hemmen. Wenn somit nach einer unvollständigen Tumorentfernung Gewebsanteile überwiegen, in denen mehr gefäßneubildende Substanzen produziert werden, so schreitet die Tumorerkrankung schneller fort. Hat sich dagegen im nach der Operation verbliebenen Tumorgewebe das Verhältnis von angiogenetischen und antiangiogenetischen Faktoren zugunsten der Sekretion von hemmenden Substanzen der Blutgefäßneubildung verschoben, so können sich Resttumore und Metastasen zurückbilden. In der Tat gehen bei Spontanremissionen von soliden Tumoren am häufigsten chirurgische Eingriffe mit inkompletter Tumorresektion voraus.[91]

Herr *Niederle* ist 61 Jahre alt, pragmatisch nüchtern und lebt in einem kleinen Siedlungshäuschen am Rand einer Großstadt. Zu seiner Frau hat er auch nach Jahrzehnten der Ehe ein sehr inniges Verhältnis. Er schätzt ihre gute Hausmannskost, sodass sich seine Uniformjacke über den Bauch spannt, wenn er sich zu den Versammlungen der Freiwilligen Feuerwehr zurecht macht. Er raucht gerne. Im Juli 1990 geht er wegen Schmerzen im Nacken zum Arzt. Dieser fertigt auch eine Röntgenaufnahme der Lungen an, die überraschend einen Tumorschatten in der linken Lunge zeigt. Bei weiteren Untersuchungen ergeben sich keine Anhaltspunkte für eine Tumorausbreitung und die Chirurgen entfernen die linke Lunge. Die feingewebliche Untersuchung bestätigt einen 4 cm großen, aus unterschiedlichen Geweben aufgebauten Lungenkrebs – in der Sprache der Ärzte handelt es sich um ein »wenig differenziertes Adenokarzinom mit eingestreuten Herden eines Plattenepithelkazinoms«. Der Tumor hat beide linken Lungenlappen bis zur Lungenoberfläche infiltriert und in unmittelbarer Nähe einen Satellitentumor von 7 mm Durchmesser gebildet. Die zugehörigen Lymphknoten erscheinen den Chirurgen zwar vergrößert, erweisen sich aber unter dem Mikroskop als tumorfrei. Der Krebs konnte also vollständig entfernt werden. Herr *Niederle* erholt sich recht gut von der Operation. Als lästige Folge bleibt das linke Stimmband gelähmt, und Herr *Niederle* muss sich mit einer heiseren Stimme abfinden.

Vier Monate später fällt ihm während einer Nachsorgekur in einer Rehabilitationsklinik eine schmerzhafte Vorwölbung der rechten Leiste auf. Im benachbarten Krankenhaus denkt der Chirurg an einen eingeklemmten Leistenbruch und operiert umgehend. Er findet jedoch statt des vermeintlichen Leistenbruches einen großen Tumor, der die Bauchwand nach außen drückt und sichtlich nicht vollständig entfernt werden kann. Somit entnimmt der Chirurg lediglich eine im Durchmesser etwa 5 mal 4 mal 4 cm große Gewebsprobe. Bei ihrer mikroskopischen Untersuchung wird eine Metastase des Lungenkrebses offensichtlich. Röntgenuntersuchungen decken nun zusätzlich kleine Lungenmetastasen in der bisher gesunden rechten Lunge und eine sehr große Lebermetastase auf. Der Patient wird an seinen Heimatort entlassen. Er fühlt sich nicht mehr leistungsfähig und klagt weiter über Schmerzen.

Er wendet sich am Heimatort an den Chefarzt einer renommierten Tumorklinik. Die letzten Wochen hat er 5 kg an Gewicht verloren. Das Computertomogramm zeigt ein monströses Metastasenkonglomerat, das ausgehend von der Leiste in einer Ausdehnung von 5 mal 8 mal 10 cm die gesamte rechte Bauchwand durchsetzt. Im rechten Leberlappen grenzt sich ein 10 cm durchmessender, dringend metastasenverdächtiger Bezirk ab, der die Leberkapsel vorwölbt.

Der Onkologe bespricht mit dem Patienten sehr offen, dass bei dieser Tumorart und seiner raschen Metastasierung eine Heilung nicht mehr möglich sei und eine tumorspezifische Therapie wenig Erfolg verspreche. Zuerst sollten die Schmerzen unter Kontrolle gebracht werden. Dies sei ambulant möglich. Die verbleibende Lebenszeit solle er nicht mehr als medizinisch erforderlich im Krankenhaus verbringen müssen.

Erst 14 Monate später kommt der Patient erneut in die Sprechstunde. Er ist inzwischen beschwerdefrei, Metastasen sind sowohl bei der körperlichen Untersuchung, als auch auf der Lungenröntgenaufnahme und einem erneut angefertigtem Computertomogramm des Bauchraumes nicht mehr nachweisbar. Vier Monate zuvor war ein tatsächlicher rechtsseitiger Leistenbruch operiert worden. Der Chirurg freute sich in seinem Bericht dass er lediglich noch »derbes Narbengewebe«, jedoch keinerlei Tumorgewebe mehr habe entdecken können. Es sei offensichtlich eine vollständige operative Metastasenentfernung möglich gewesen. – Der Patient war jedoch nicht operiert worden und hatte sich auch keiner anderweitigen Behandlung unterzogen. Er habe keinerlei Medikamente eingenommen, selbst die verordneten Schmerztropfen habe er nicht angerührt. Vielmehr sei er nach dem denkwürdigen Gespräch mit dem Onkologen nach Hause gegangen und habe die traurige Einschätzung mit seiner Frau besprochen. In den folgenden zwei Monaten habe sich sein Zustand weiter verschlechtert. Er habe weitere 10 kg an Gewicht abgenommen, die Beine seien angeschwollen und er habe nur mit Hilfe seiner Frau das Bett verlassen können. Die Ehefrau erzählt, ihr Zahnarzt habe ihr geraten, bei ihrem Mann auf »genügend Vitamine« zu achten. Somit habe sie ihm täglich frisch gepresste Fruchtsäfte aufgedrängt. In dieser Zeit des ständigen Kräfteverfalls habe sie auch eine Sense, die sie im Keller aufbewahrt hätten, heimlich aus dem Haus getragen. Denn die Sense habe sie an den Tod erinnert und sie beim Vorbeigehen immer erschreckt. Sie habe das Gefühl gehabt, jetzt »den Tod aus dem Haus entfernt« zu haben.

Ihr Mann habe schließlich gesagt, es helfe nicht, die Augen vor der Krankheitssituation zu verschließen. Sie hätten sich dann zusammen an den Küchentisch gesetzt und ein Testament verfasst. Dabei hätten sie beide viel geweint. Herr *Niederle* habe sich danach aber leichter gefühlt. Es habe ein inneres »Knacksen« verspürt, »wie wenn etwas zerspringe«. Von jenem Tag an sei es mit ihm aufwärts gegangen, mit seinem Appetit, seinem Gewicht, seiner Kraft.

Nur noch die Heiserkeit seiner Stimmbandlähmung erinnert Herrn Niederle an seine Lungenkrebserkrankung. Er besucht wie früher die Versammlungen der Freiwilligen Feuerwehr. Schließlich ist er sogar wieder stundenweise berufstätig. Nun erkrankt seine Frau an einem Mammakarzinom, das aber vollständig operiert werden kann. Die beiden Eheleute stützen sich gegenseitig.

Die Pathologen sind bereit, die Gewebsschnitte bei der Diagnose des Lungenkrebses und die Gewebsproben aus der Bauchwandmetastase erneut zu beurteilen und kritisch zu vergleichen. An der Tumor- und Metastasendiagnose besteht kein Zweifel. Herr *Niederle* fühlt sich weiter wohl.[92]

Knapp zehn Jahre nach der Spontanremission seiner metastasierenden Tumorerkrankung muss Herr *Niederle* deutlich geschwächt ins Krankenhaus aufgenommen werden. Nierensteine haben zu einem Harnwegsinfekt geführt. Die Bakterien haben auch in der Flüssigkeit, die nach der Lungenentfernung die rechte Brusthöhle ausgefüllt hat, einen Eiterherd gebildet. Eine mehrwöchige Behandlung mit Antibiotika führt zu einer Besserung. Dann verstirbt Herr *Niederle* jedoch plötzlich. Die Obduktion ergibt als Todesursache des 71-Jährigen eine Lungenembolie. Der Pathologe, der bereits den ursprünglichen Lungenkrebs diagnostiziert hatte, kennt den ungewöhnlichen Krankheitsverlauf. Auch bei gründlicher Untersuchung findet er im Leichnam kein Tumorgewebe mehr.

Sind möglicherweise nach der Entfernung eines großen Gewebsstückes aus der Bauchwandmetastase von den Tumorzellen weniger angiogenetische und dafür mehr antiangiogenetische Proteine freigesetzt worden? Der langsame Rückbildungsprozess über mehrere Monate und die »derbe Narbenplatte«, die dem Chirurgen ein halbes Jahr später im Bauchraum noch auffiel, ist mit dieser Hypothese vereinbar. Sie bleibt aber letztlich spekulativ. Der englische Chirurg *Dr. Smith* hat ebenfalls mehrere Fälle von Spontanremissionen bei Männern mit Lungenkrebs beschrieben. Im Gegensatz zu Herrn *Niederle* konnte bei ihnen der Lungenkrebs nicht vollständig entfernt werden, weil er bereits in die Herzwand eingewachsen war. Als Jahre später diese

Patienten, die auch nach der Operation weiter ihre Zigaretten qualmten, verstarben, ließ sich ebenfalls bei der Obduktion kein Tumorgewebe mehr nachweisen.[93]

Mutationen, also Veränderungen der genetischen Information von Zellen, die ihre Vermehrung und die Apoptose regulieren, lassen Krebszellen entstehen. Im Verlaufe des Tumorwachstums kommt es häufig zu weiteren Mutationen in verschiedenen Tumorzellen, die damit das Tumorgewebe uneinheitlich machen. Derartige Mutationen könnten gelegentlich die Bildung von antiangiogenetischen Stoffen stimulieren oder auch die Fähigkeit von Tumorzellen schwächen, Blutgefäße der Umgebung »anzuzapfen«. Damit können derartige Mutationen eine Remission einleiten. Im Tierversuch konnte dies von Forschern an der amerikanischen Universität Harvard experimentell gezeigt werden: Mäusen wurde ein Tumor eingepflanzt, der zu Lungenmetastasen führte. Nun wurden diesen Tieren Zellen der gleichen Krebsart verabreicht, die durch eine gentechnische Mutation in der Lage waren, Angiostatin zu bilden: Darauf nahm das Wachstum des Primärtumors durchschnittlich um 77 Prozent ab. In den Lungen waren nur noch Mikrometastasen nachweisbar. Als dann der Primärtumor entfernt wurde, blieben bei etwa 70 Prozent der tumorbetroffenen Mäusen die Lungenmikrometastasen »Schläfer«. In ihnen ließ sich zwar weiterhin eine hohe Zellteilungsrate nachweisen, die jedoch von einer gleich hohen Zelltodrate durch Apoptose ausgeglichen wurde. Damit war erstmals der experimentelle Beweis erbracht, dass eine Verschiebung der Angiogenese/Antiangiogenese-Relation in Tumoren zu einer Tumorremission führen kann, und andererseits manche Metastasen in ihrem Wachstum von einer Stimulation ihrer Angiogenese durch den Primärtumor abhängig sind.[94]

Dass gefäßneubildungshemmende Substanzen wirklich auch menschliche Tumoren zurückbilden können, belegt eine Beobachtung der Schweizer Ärzte *Dr. Bruno Vogt* und *Prof. Felix Frey* vom Berner Universitätsklinikum.

1995 mussten sie bei einem Patienten, der wenige Monate vorher eine Transplantatniere erhalten hatte, einen bösartigen Tumor diagnostizieren. Es handelte sich um ein sogenanntes Kaposi Sarkom, einen sehr gefäßreichen Tumor, der fast nur bei abwehrgeschwächten Kranken auftritt. Die Tumorknoten hatten die Haut im Bereich des Bauches, der Arme und Beine und auch schon die Lungen erfasst. Die Ärzte beendeten die immunsuppressiven Medikamente, die eine Abstoßung der Transplantatniere verhindern sollte. Die Nierenfunktion blieb stabil und in der Tat wurden die Tumorknoten kleiner. Vier Wochen später wuchsen sie jedoch wieder und neue Knoten ließen sich im Magen und Zwölffingerdarm nachweisen. Eine Bestrahlung der Hauttumoren und eine Chemotherapie zeigten nur ein kurzfristiges Ansprechen. Jetzt verordneten die Ärzte das Medikament *Captopril*, in einer Dosis, die seit Jahren auch sehr verbreitet zur Blutdrucksenkung eingesetzt wird. Innerhalb weniger Wochen verschwanden die Hälfte der 20 Hautveränderungen vollständig, ein Viertel bildete sich teilweise zurück und das restliche Viertel blieb unverändert. Auch ein halbes Jahr später fühlte sich der Patient gesund, seine Nierenfunktion und die restlichen tumorösen Hautveränderungen waren stabil.[95]

Captopril gehört zur Gruppe der sogenannten *ACE-Hemmer*, die als blutdrucksenkende Medikamente seit Jahren bei Millionen Menschen eingesetzt werden. Eine mittels Antiangiogenese tumorhemmende Wirkung ist bei etlichen dieser weit eingesetzten Medikamente aus Tierversuchen gut bekannt.[96] Ob derartige Medikamente in seltenen Fällen auch eine Spontanremission angestoßen haben, nachdem sie bei Krebspatienten zur Blutdruckstabilisierung verordnet worden waren, bleibt jedoch spekulativ.

Immunmechanismen – wenn das Immunsystem Krebszellen beseitigt

Das menschliche Immunsystem – die komplexe körpereigene Abwehr mit ihren verschiedenen Elementen – ist vor allem durch die Erforschung von Körperabläufen bei Infektionen aufgedeckt worden. Durch diese werden Immunreaktionen stimuliert. Nun ist über Jahrhunderte in vielen Fallberichten die Spontanremission von Tumorknoten oder Leukämien mit einer schweren Infektion assoziiert. Derartige Beobachtungen, wie sie im Frühjahr 1866 auch der Bonner Professor für Chirurgie, *W. Busch* auf einer wissenschaftlichen Tagung Kollegen mitgeteilt hatte[97], führten dann im gleichen Jahr zur weltweit ersten dokumentierten, davon abgeleiteten immunologischen Krebsbehandlung: Eine dem Tode nahe 19-jährige Frau mit einem kindskopfgroßen Sarkom der Halsdrüsen wurde von *Prof. Busch* mit der Wundrose einer andern Patientin infiziert. Mit der hochfieberhaften Infektion wurde die große Geschwulst weicher und bildete sich innerhalb von zwei Wochen bis auf die Größe »eines kleinen Apfels« zurück. Die Patientin konnte wieder den Mund öffnen und der Tumordruck auf die Luftröhre war gewichen. Mit dem Abklingen der Wundrose wuchs aber der Halstumor innerhalb von Wochen wieder rasch zur ursprünglichen Größe an.[98] Eingeleitet war damit eine Tumorbehandlung mit *Bakteriotoxinen*, die über Jahrzehnte neben der Chirurgie eine wichtige Säule der Krebsmedizin wurde. Krebspatienten wurden dabei in der Regel ähnlich wie beim ersten Heilversuch durch *Prof. Busch* mit Wundrosebakterien und später mit Extrakten aus gemischten Bakterienkulturen infiziert und die provozierte Infektion sollte die Tumorerkrankung unter Kontrolle bringen.[99] Die Erfolge sind gut dokumentiert. Besonders intensiv hatte sich am *New York Cancer Hospital*, aus dem sich das weltweit renommierteste Krebszentren, das *Memorial Sloan Kettering Cancer Center*, entwickelte, Ende des 19. und Anfang des 20. Jahrhunderts der Chirurg *Dr. William Coley* mit dieser neuen Therapieform auseinandergesetzt. Im Krankenhausarchiv fand er die Krankengeschichte eines deutschen Einwanderers *Stein*, bei dem die Ärzte sechs Jahre vorher ein Sarkom im Wangenbereich diagnostiziert hatten. Sie hatten ihn als hoffnungslosen Fall eingestuft, als auch nach vier Operationen die Krebsgeschwulst erneut gewuchert war. Der Patient hatte dann noch eine hochfieberhafte Wundrose (Erysipel) entwickelt und zum Erstaunen der Ärzte hatte sich der Tumor zurückgebildet, sodass der Patient schließlich gesund entlassen werden konnte. *Dr. Coley* fahndete nach Herrn *Stein*, spürte ihn auf und untersuchte ihn, ohne nach all den Jahren Anzeichen einer Tumorerkrankung zu finden. Ermutigt durch weitere Fallberichte in der Fachliteratur, auch dem fast ein Viertel Jahrhundert zurückliegendem Bericht von *Prof. Busch*, behandelte er inoperable Krebspatienten mit verschiedenen Bakterienstämmen und später mit Bestandteilen inaktivierter Bakterien. Von über 1200 Patienten mit fortgeschrittenen Krebserkrankungen, die mit derartigen *Coley-Toxinen* behandelt worden waren, wurde in 22 Prozent eine vollständige Remission berichtet. Bei 30 dieser Patienten sei sogar eine dauerhafte Heilung erreicht worden.[100] Diese nicht standardisierte Therapie war insgesamt jedoch sehr unzuverlässig und vor der Antibiotika-Ära dazu noch gefährlich. Manche Patienten starben an den gesetzten Infektionen. Die Elemente des Immunsystems waren noch nicht erkannt. Mit verbesserten Operationstechniken, den Fortschritten in der Strahlentherapie und der Entdeckung von wirksamen Medikamenten der Chemo- und Hormontherapie verschwand diese frühe Form der Immuntherapie bei Krebs weitgehend aus dem medizinischen Behandlungsalltag. Sie hat in den letzten Jahrzehnten mit den Erkenntnissen einer Tumorhemmung durch Zellbotenstoffe (*Zytokine*) neues wissenschaftliches Interesse erfahren. *Dr. Coley* wird zu Recht als »Vater der Krebsimmuntherapie« bezeichnet. Übrigens hat sich, 40 Jahre nach *Dr. Coleys* Tod, *Prof. Walter Michael Gallmeier*, dem dieses Buch gewidmet ist, als Krebsforscher am Memorial Sloan-Kettering Cancer Center mit der Immuntherapie gegen Krebs beschäftigt, bevor er nach Deutschland zurückkehrte.

In den letzten Jahren hat der Gießener Professor für Bioinformatik *Uwe Hobohm* infektionsassoziierte Spontanremissionen und Therapieerfolge durch Bakteriotoxine auf eine durch Bakterienprodukte (PAMP) gesteigerte Immunreaktion zurückgeführt. Derartige PAMP-Substanzen könnten auch die moderne Immuntherapie bei Krebs bereichern.[101]

Für die moderne onkologische Immuntherapie standen erneut klinische Beobachtungen Pate. Denn wie bereits angeführt, wurden auch die Pionierarbeiten von *Prof. Steven Rosenberg* zur modernen onkologischen Immuntherapie entscheidend durch seine Beobachtung einer infektassoziierten Spontanheilung von Metastasen eines Magenkarzinoms angeregt. Derartige Spontanremissionen sind mit heute bekannten Immunreaktionen durchaus erklärbar. Denn bestimmte Immunzellen, wie beispielsweise *T-Lymphozyten*, *NK-Zellen* und *dendritische Zellen*, sind in der Lage, Krebszellen zu vernichten. Genauso können Tumorzellen manchmal durch Antikörper, Zytokine oder andere Eiweißstoffe des Immunsystems direkt oder indirekt zum Absterben gebracht werden. Es lassen sich also plausible Erklärungsmodelle für lokal oder im gesamten Körper gegen Krebszellen gerichtete immunologische Abwehrvorgänge aufstellen. Unsicher bleibt jedoch, ob diese Modelle die biologischen Abläufe bei Spontanremissionen wirklich richtig abbilden. Natürlichen Killerzellen (NK-Zellen) wird eine wichtige Rolle bei der immunologischen Krebsüberwachung und -abwehr zugeschrieben.

Britische Hautärzte berichteten über einen inzwischen 67-jährigen Mann mit ungewöhnlichem Krankheitsverlauf. Er litt an *Xeroderma pigmentosum*, einer Erbkrankheit, bei der eine erhöhte UV-Lichtempfindlichkeit das Krebsrisiko deutlich erhöht, besonders für Hautkrebs. Bei dem Mann war im Alter von 28 Jahren ein malignes Melanom operiert worden. 22 Jahre später kam es zum Krankheitsrückfall und es traten auch weitere Melanomknoten auf, von denen sich einige spontan zurückbildeten.[102] Bei diesem Mann war die Aktivität seiner NK-Zellen erhalten, während deren Aktivität bei der vorliegenden Erbkrankheit in der Regel bei UV-Strahlung deutlich erniedrigt wird.[103] Haben die funktionierenden NK-Zellen die Spontanremission bewirkt?

Eine lokale antitumoröse Entzündungsreaktion wird durch die wiederholte Beobachtung unterstrichen, dass Patienten, die wegen eines Bronchialkarzinoms operiert werden und als Komplikation eine Vereiterung der Operationshöhle (Empyem) entwickeln, eine bessere Langzeitprognose haben.[104] Krebszellen können, wenn sie sich am Ort einer Entzündung befinden, genauso wie andere Zellen, gegen die sich die Entzündung eigentlich richtet, zerstört werden. Dies ist keine tumorspezifische Immunreaktion, sondern die Krebszellen werden quasi wie unschuldige Passanten einer Schlägerei in das Geschehen verwickelt. Auf diese Weise sind Spontanremissionen erklärbar, bei denen sich im Rahmen von lokalen Infektionen Metastasen zurückbilden, obwohl entferntere Tumorknoten weiterwachsen.

Andererseits kann es im Rahmen von Infektionen nicht nur zur örtlichen Krebsrückbildungen kommen, sondern sämtliche Tumorknoten können verschwinden, auch wenn sie vom Entzündungsgeschehen weiter entfernt liegen.

Melanie Müller ist seit ihrer Kindheit schwer geistig und körperlich behindert. Inzwischen ist sie 39 Jahre alt und ein Bluthochdruck und eine Zuckerkrankheit haben ihre gesundheitlichen Probleme noch verschlimmert. Sie wird von ihren Eltern in deren dörflichen Arbeiterhäuschen liebevoll gepflegt. Anfang des Jahres 1989 entwickelt sich eine Geschwulst, die bald den rechten Hals faustgroß vorbuckelt. Im örtlichen Krankenhaus entnehmen die Ärzte daraus eine Gewebsprobe: Lymphknotenkrebs. Der Pathologe spezifiziert weiter: »Hoch malignes zentroblastisches Lymphom vom polymorphen Subtyp.« Die Patientin selbst erscheint anfangs durch den Halstumor nicht beeinträchtigt. Sie kann Informationen über ihre bösartige Erkrankung nicht begreifen. Auf Wunsch der Eltern unterbleibt somit eine Chemotherapie, da sie das Befinden ihrer Tochter zunächst doch deutlich beinträchtigen würde. Damals waren Begleitmedikamente, die wirksam die bei einer Chemotherapie gefürchtete Übelkeit und Erbrechen verhindern, noch nicht allgemein verfügbar.

In den nächsten Monaten nehmen die Tumorknoten jedoch rasch weiter an Größe zu, brechen auf und verursachen Schmerzen. Im Juni 1989 wird die Patientin deshalb in die onkologische Abteilung des Nürnberger Klinikums verlegt. Beim Anblick der spastisch gelähmten Frau springen monströse Lymphknotenpakete ins Auge, die den Hals verdicken und die Halsvenen stauen. Große Lymphknotenpakete füllen zudem beide Achselhöhlen aus. In der rechten Achselhöhle haben sie bereits geschwürig die Haut durchbrochen. Eine vernünftige Kommunikation mit der Patientin ist nicht möglich. Entscheidend ist die ständige Anwesenheit eines Elternteils. Die Eltern willigen in eine palliative Chemotherapie ein, um jetzt die Tumorbeschwerden zu verringern. Nach der ersten Chemotherapie fallen die weißen Blutkörperchen sehr tief ab und es kommt in dieser Phase der abgeschwächten Infektabwehr zu einer hochfieberhaften beidseitigen Lungenentzündung. Herpesbläschen um den Mund machen das Essen zur Qual. Deshalb wird die Patientin über einen Venenschlauch künstlich ernährt. Das große Geschwür in der rechten Achselhöhle ist eitrig zerfallen und die Chirurgen räumen die Eiterhöhle aus. Nach 16 Tagen zeigen die Antibiotika ihre Wirkung, die Patientin entfiebert. Die Ärzte notieren dabei in die Krankenakte: »Lymphome überraschend dramatisch eingeschmolzen, noch Kirschkerngröße, rechts axillär faustgroße Nekrosehöhle.« Im weiteren Verlauf heilt diese Nekrosehöhle – der Rest des dort eitrig infizierten Tumorgeschwürs – gut ab. Die Lymphknoten fangen jedoch schon wieder an zu wachsen. Somit wird ärztlicherseits der Wert einer weiteren Chemotherapie sehr fragwürdig eingeschätzt. In Hinblick auf die eben glücklich überwundenen akut lebensbedrohlichen Komplikationen wird in Absprache mit den Eltern auf eine Weiterführung der Chemotherapie verzichtet, da die Patientin inzwischen wieder fast beschwerdefrei ist. Fünf Wochen nach der einmaligen Chemotherapie kann sie mit einem noch 5 cm großen, weitgehend gereinigten Geschwür in der rechten Achselhöhle in das Heimatkrankenhaus verlegt und von dort bald nach Hause entlassen werden. Befürchtet wird eine baldige erneute Verschlechterung mit einer nur noch kurzen Lebenszeit der Patientin.

Jahre später teilt der Hausarzt mit, dass in der häuslichen Pflege die Achselwunde weiter langsam ausgeheilt sei. Die Lymphknoten hätten sich vollständig zurückgebildet. Die anderen gesundheitlichen Probleme bestünden natürlich fort. Die Eltern kümmerten sich weiter rührend um ihr Kind, selbst nachdem der Vater einen Herzinfarkt und einen Herzstillstand gerade eben überlebt hätte. Eine Kontrolluntersuchung ihrer Tochter im Krankenhaus lehnen die Eltern ab. Die Fahrt ins Krankenhaus, die fremde Umgebung und die Untersuchungen würden ihre Tochter zu stark aufregen.

Die Vollremission hält bei der letzten Rücksprache mit dem Hausarzt 8 Jahre nach der Krebsdiagnose an. Dem erfahrenen Lymphom-Pathologen, der die Diagnose gestellt hatte, wird der ungewöhnliche Krankheitsverlauf mitgeteilt. Er überprüft daraufhin kritisch die damaligen Gewebsschnitte und bestätigt eindeutig die gestellte Diagnose. Die einmalige Chemotherapie erklärt die anhaltende Vollremission nicht, zumal bei der Entscheidung gegen eine Fortsetzung der Chemotherapie die Lymphknoten bereits wieder gewachsen waren. Die anhaltende Remission dieser Patientin steht wahrscheinlich mit immunreaktiven Abläufen im Rahmen der hochfieberhaften Lungenentzündung, der Herpesinfektion und des gleichzeitigen, eitrig abszedierenden Lymphknotenpaketes der rechten Achselhöhle in Beziehung. Hier spielen offensichtlich Zellbotenstoffe (Zytokine) eine entscheidende Rolle, die bei Infektionen ins Blut abgegeben werden und dann im gesamten Körper wirken. Derartige Zytokine sind beispielsweise bei viralen Infekten für die »Grippe-ähnliche« Symptomatik verantwortlich: für Glieder- und Kopfschmerzen, Fieber, Schwäche und ein allgemeines Krankheitsgefühl. Heute sind viele dieser Zellbotenstoffe bekannt und manche werden auch bereits als Medikamente in der Krebstherapie eingesetzt. Dazu gehören *Interferone* und *Interleukine*, die sich vor allem bei der Behandlung von Haarzell-Leukämien, aber auch bei malignen Melanomen, Nierenzellkarzinomen und manchen malignen Lymphomen bewährt haben, also bei den bösartigen Krebserkrankungen, bei denen Spontanremissionen am häufigsten vorkommen.

In der Tat werden bei zahlreichen Spontanremissionen vorausgehende virale Infektion berichtet, beispielsweise Erkrankungen an Masern, Windpocken oder durch Cytomegalie- oder Hepatitis-Viren.[105] Die sporadischen Tumorremissionen bei Patienten mit metastasierenden Melanomen unter einer früher praktizierten Behandlung mit abgeschwächten Tuberkulose-Erregern, wie sie zur Impfung verwendet werden, weisen ebenfalls darauf hin, dass unspezifische Immunreaktionen gelegentlich eine spontane Tumorrückbildung triggern können.

Karl Stiegler ist mit seinen 75 Jahren recht rüstig. Jetzt leidet er zunehmend unter starkem nächtlichen Schwitzen. Er ist im Gegensatz zu früher infektanfällig und nimmt an Gewicht ab. Als er seinen Hausarzt aufsucht, stellt dieser stark vermehrte weiße Blutkörperchen fest. Der Normalbereich ist um mehr als das Zehnfache überschritten. Herr *Stiegler* erschrickt sehr. Sein Vater ist an »Blutkrebs« verstorben. Seitdem begleitet ihn die Angst, ebenfalls daran zu erkranken. Die weiteren Untersuchungen decken vergrößerte Lymphknoten, eine große Milz und eine Infiltration des Knochenmarkes durch Lymphzellen auf. Die Diagnose lautet »Chronische lymphatische Leukämie (CLL)«. Herr *Stiegler* erfährt von Blutspezialisten, dass seine Krankheit nicht mit der Leukämie-Erkrankung seines Vaters verglichen werden könne. Eine CLL benötige manchmal über Jahre nicht einmal eine besondere Behandlung. Bei ihm wird hingegen wegen der Krankheitssymptomatik, einer zunehmenden Blutarmut und der rasch weiter steigenden Werte der weißen Blutkörperchen eine gut verträgliche Tablettenbehandlung begonnen. Die Werte bessern sich. Diese Behandlung wird jedoch ausgesetzt. Denn im Abstand von wenigen Wochen muss Herr *Stiegler* zweimal wegen einer hochfieberhaften Lungenentzündung ins Krankenhaus. Er erholt sich nach der antibiotischen Behandlung gut. Überraschenderweise sind jetzt die Blutbildwerte völlig unauffällig, obwohl sie bei der Krankenhausaufnahme noch krankheitstypisch verändert gewesen waren. Lediglich im Knochenmark ist noch eine geringe Vermehrung von Lymphozyten nachweisbar. Eine Woche nach der Entlassung aus dem onkologischen Schwerpunktkrankenhaus stellt sich erneut hohes Fieber ein. Es erfolgt die Einweisung in ein kleines Krankenhaus im Nachbarort. Der Patient verstirbt dort an einer infektbedingten

Blutvergiftung. Es sind nur sechs Wochen vergangen, seit sich die Krebsärzte über sein normalisiertes Blutbild gefreut haben.

Trotz Spontanremission seiner CLL hat Herr *Stiegler* deren Diagnosestellung nur ein halbes Jahr überlebt, während die mittlere Überlebenszeit bei dieser Krankheit viele Jahre beträgt. Bei Herrn *Stiegler* haben Infektionen zweifellos sowohl zur nahezu vollständigen Remission seiner chronischen Leukämie geführt – aber auch zu seinem Tod. Damit ähnelt sein Krankheitsverlauf der bereits angeführten Erstbeschreibung der Spontanremission einer Leukämieerkrankung über hundert Jahre zuvor.[106]

Möglicherweise verändern Entzündungsreaktionen manchmal direkt oder indirekt die Krebszellen so, dass sie von Abwehrzellen des Immunsystems als fremd erkannt werden können. Denn wenn sich Krebszellen im Körper vermehren und zu einer Krebskrankheit führen, so liegt nur in den seltensten Fällen eine Abwehrschwäche des Immunsystems vor. Vielmehr sind die meisten Krebszellen, bei denen es sich ja um körpereigene Zellen handelt, für die Abwehrzellen des Immunsystems nicht als »Feind« erkennbar. Denn es fehlen ihnen spezifische Oberflächenmerkmale, *Tumorantigene*, die sie unverkennbar von gesunden Zellen unterscheiden. Offensichtlich können virale Infektionen und andere Entzündungsreaktionen Tumorzellen gelegentlich so stigmatisieren, dass sie danach von Immunzellen als ihr Ziel erkannt, angegriffen und beseitigt werden.

In seltenen Fällen passiert eine solche immunwirksame Veränderung von Krebszellen wohl auch durch chemische Substanzen. Dafür sprechen Untersuchungen des Krebszentrums im australischen Sydney, das weltweit über die meisten Erfahrungen in der Behandlung maligner Melanome verfügt:

Von den australischen Patienten, die Jahre zuvor wegen einer Metastasierung ihrer Melanomerkrankung mit Chemotherapie behandelt worden waren, hatten nur sehr wenige Patienten ein gutes und dann zumeist kurzes Ansprechen ihrer Metastasen gezeigt. Die Krebsspezialisten hatten somit die angewandte Chemotherapie als nicht wirksam eingeschätzt und nicht allgemein für die Behandlung von Melanomen empfehlen können. Bei einer Nachuntersuchung fiel auf, dass erstaunlicherweise einige der früher chemotherapeutisch behandelten Patienten auch viele Jahre später krankheitsfrei geblieben und somit als geheilt anzusehen waren. Diese erfreulichen Krankheitsverläufe waren bei den chemotherapeutisch behandelten Patienten häufiger als anhaltende Spontanremissionen bei nicht chemotherapierten Melanomkranken. Deshalb mutmaßten die Krebsspezialisten, dass offensichtlich in seltenen Fällen, derartige Chemotherapie-Medikamente Melanomzellen so verändern können, dass sie der immunologischen Abwehr zugänglich werden.[107]

Bei metastasierenden Melanomen ist beim jetzigen Wissenstand der Medizin eine Heilung in der Regel nicht mehr möglich. Das Therapieziel ist palliativ: die Krankheit soll so unter Kontrolle gebracht werden, dass die Betroffenen länger und besser leben. Wenn in einigen Fällen der Verlauf dann trotzdem für eine Heilung spricht, so sind dies bemerkenswerte Ausnahmen von der Regel.

Bei einem langfristig abgeschwächten Immunsystem treten Krebserkrankungen häufiger auf. Dies gilt jedoch nicht für alle Krebsarten. Bei jungen Frauen beispielsweise, die nach einer Nierentransplantation über lange Zeit Medikamente einnehmen müssen, die eine Abstoßung der Spenderniere verhindern sollen, steigt zwar das Erkrankungsrisiko für viele bösartige Erkrankungen, ihr Brustkrebsrisiko liegt jedoch sogar unter dem von gesunden gleichaltrigen Frauen.

Spontanremissionen von Tumoren gibt es selbst bei Patienten mit AIDS, deren Immunsystem extrem geschwächt ist.[108] Dass hingegen gerade die Immunzellen, die bei AIDS-Patienten fehlen, bei anderen Spontanremissionen offensichtlich eine wichtige Rolle spielen, zeigen andere Beobachtungen: Die unter einer immunsupressiven Behandlung entstandenen malignen Lymphomerkrankungen verschwinden oft allein beim Absetzen dieser Therapie.[109] Genauso verschwinden Leukämierezidive nach einer Knochenmarktransplantation häufig nach der Transfusion von Immunzellen des Knochenmarkspenders.[110] Bei den wirksamen Immunzellen handelt es sich um Lymphozyten.[111] Bereits bevor diese Zusammenhänge bekannt waren, wurde 1985 bei einem Patienten die Spontanremission seiner Leukämieerkrankung beschrieben. Der Patient hatte wegen einer lebensbedrohlichen Infektion mehrfach Transfusionen von weißen Blutkörperchen (Leukozyten) erhalten.[112] In Leukozyten sind auch Lymphozyten enthalten, also die Zellen die heute in bestimmten Situationen von Krebsspezialisten bewusst transfundiert werden, um Leukämieerkrankungen immunologisch unter Kontrolle zu bringen.

Die seit einem halben Jahrhundert populär gewordene Immunüberwachungstheorie besagt, dass Krebszellen im Körper recht häufig entstehen, aber in der Regel von einem funktionierenden Immunsystem beseitigt werden. Dafür lassen sich viele Argumente finden, genauso viele Fragen bleiben aber noch unbeantwortet. Deshalb ist zusammenfassend das sehr vielfältige Phänomen von Spontanremissionen wenig tauglich, um allgemein Krebstherapieansätze zu rechtfertigen, die auf eine pauschale »Stärkung des Immunsystems« abzielen. Nur die wenigsten Krebserkrankungen sind mit einem geschwächten Immunsystem in Zusammenhang zu bringen.

Spontanremissionen als natürliche Modelle biologischer Krebskontrolle

Wenn wir die biologischen Abläufe verstehen, die Krebszellen »spontan« zum Absterben bringen, lassen sich mit diesen Erkenntnissen moderne Ansätze der Krebstherapie erweitern.

Tumorrückbildungen bei einer erfolgreichen Krebstherapie und Spontanremissionen werden auf der zellulären und molekularen Ebene sehr wahrscheinlich über die gleichen biologischen Endstrecken vermittelt. Interferone, die beispielsweise zur Behandlung von Nierenkrebs, Melanomen und bestimmten Leukämien eingesetzt werden, fördern eine Zelldifferenzierung, hemmen die Tumor-Angiogenese und aktivieren Zellen des Immunsystems. Die Bedeutung von hormonellen Regulationssystemen für spontane Tumorrückbildungen ist ausführlich geschildert worden. Die weitreichenden Erkenntnisse, wie Hormone die Teilung und das Wachstum bestimmter Krebszellen steuern, haben zur Entwicklung von erfolgreichen Medikamenten der modernen Hormon- und Anti-Hormontherapie geführt. Selbst Chemotherapie-Medikamente entfalten ihren antitumorösen Effekt weniger als allgemeine Zellgifte, sondern indem sie das in Krebszellen blockierte »Selbstmordprogramm« triggern und somit Apoptose auslösen, diese Zellen also absterben lassen.[113] Dass viele bewährte Chemotherapie-Medikamente zudem antiangiogenetische Wirkungen aufweisen, zeigt sich auch daran, dass sie bei manchen schweren Rheumaerkrankungen hilfreich die entzündungsbedingte Gefäßneubildung im Bindegewebe der Gelenke bremsen und so die Gelenkfunktion erhalten helfen.

Um über biologische Mechanismen der Malignomkontrolle mehr zu lernen, sind somit neben den seltenen

Spontanremissionen auch die häufigeren ungewöhnlich günstigen Tumorverläufe ohne Spontanremission interessant. So sind jedem Krebsspezialisten Krankheitsverläufe bekannt, die sich trotz Metastasierung über mehr als zehn Jahre erstrecken, bevor sie lebensbedrohlich werden. Andererseits können Metastasen bei manchen Tumoren, beispielsweise bei Nierenkrebs oder Brustkrebs gelegentlich mehr als 20 Jahre nach erfolgreicher Operation auftreten.[114] Es gibt auch verlässliche Beschreibungen von fortgeschrittenen Krebserkrankungen, die über Jahrzehnte ohne besondere Behandlung stabil bleiben.

> Ein Mann bei dem ein großer Nierentumor festgestellt wurde, verweigerte die von den Ärzten vorgeschlagene Operation. Er lebte mit dem großen Tumor 37 Jahre ohne größere Probleme, bevor Lungenmetastasen auftraten, an denen er rasch verstarb.[115]

Die Metastasenbildung ist ein sehr komplexer Vorgang. Weniger als ein Prozent der Krebszellen, die über die Blutgefäße streuen, setzen sich in anderen Organen fest und bilden Metastasen. Gestreute Krebszellen können offensichtlich über lange Zeit, gelegentlich über Jahre oder sogar Jahrzehnte »schlafen«, bevor sie aktiviert werden und zu Metastasenknoten heranwachsen. Untersuchungen von »schlafenden« Mikrometastasen deckten dabei auf, dass diese Zellen keineswegs inaktiv sind, sich also durchaus teilen.[116] Erst wenn die neuen Zellen die Apoptose überlisten, wachsen die Mikrometastasen zu sicht- und tastbaren Metastasenknoten. Dass andererseits bei spontanen Tumorrückbildungen nicht selten Mikrometastasen übrigbleiben, zeigt sich an der Tatsache, dass bei vielen Krebsarten Spontanremissionen noch keine dauerhafte Krebsheilung bedeuten.

Religiöse Deutung –
Spontanremissionen als
übernatürliche Wunder?

>*Portentum ergo fit non contra naturam,*
>*sed quam est nota natura.«*
>*»Wunder sind also nicht wider die Natur,*
>*sondern nur gegen die uns bekannte Natur.«*
>Augustinus (354–430 n. Chr.)

Krebsheilungen, die mit religiösen Praktiken in Verbindung gebracht werden, sind in allen Religionsgemeinschaften überliefert. So schreibt beispielsweise der charismatische buddhistische Lehrer *Sogyal Rinpoche*: »Tibetanische Buddhisten glauben, dass Krankheiten wie Krebs Warnungen sein können, die uns erinnern sollen, dass wir tiefere Bereiche unseres Seins – wie etwa unsere spirituellen Bedürfnisse – vernachlässigt haben. Wenn wir diese Warnung ernst nehmen und die Richtung unseres Lebens grundlegend ändern, gibt es berechtigte Hoffnung auf Heilung nicht nur unseres Körpers, sondern unseres gesamten Seins.«[117] Genesung wird in einem religiösen Modell also mit einem »existenziellen Wandel« in Zusammenhang gebracht.

In Untersuchungen des japanischen Forschers *Prof. Yujiro Ikemi*, der mit seinen frühen Arbeiten von psychosomatischen Krankheitszusammenhängen bei Spontanremissionen weltweit Anerkennung gefunden hat, schrieben 24 von 72 Patienten ihre Lebensrettung ihrer östlichen Religion und Weltanschauung zu. Bei 13 von 31 Patienten, die eine Spontanremission ihrer Krebserkrankung erfahren hatten, fand *Prof. Ikemi* »religiöses Erwachen« und einen

»existenziellen Wandel« als wichtige – in seiner Sicht ursächliche – Merkmale ihrer Genesung.

> *Ikemi* beschreibt detailliert den medizinisch sehr gut dokumen-
> tierten Fall eines 64-jährigen Mannes, bei dem ein Jahr nach der
> Operation eines Oberkieferkrebses ein Stimmbandkrebs dia-
> gnostiziert wurde. Der Mann, ein langjähriger Prediger der
> Shinto-Religion, lehnte die vorgeschlagene Kehlkopfoperation
> ab und unterzog sich auch keiner anderen Behandlung. Als er
> von seinen Kirchenoberen gesagt bekommt, dass er für die Reli-
> gionsgemeinschaft von unschätzbarem Wert sei, bricht er vor
> Glück in Tränen aus. Er arbeitet wieder mit großer Hingabe in
> seiner Religionsgemeinschaft. Seine Heiserkeit verschwindet
> und einige Monate später predigt er wieder. Sein Arzt kann den
> Stimmbandtumor nicht mehr sehen. Der Mann lebt noch wei-
> tere 13 Jahre bis er 78-jährig stirbt.[118]

Eine besondere Bedeutung haben in spiritueller Praxis ver-
wurzelte Heilungen im Christentum, das sich ja als Heils-
botschaft versteht. Wunderheilungen als Zeichen gött-
lichen Wirkens spielen in der Bibel eine hervorgehobene
Rolle. Nach katholischer Sichtweise muss Gott in seiner
Kirche, wenn sie glaubhaft sein soll, weiter Wunder wirken, durch die er zu erkennen ist. Beispielhaft ist die bereits angeführte Heilung des italienischen Mönches *Pere-*
grinus Laziosi Ende des 13. Jahrhunderts von einem
Krebsgeschwür des Fußes. In den Fallberichten von
Spontanremissionen in medizinischen Fachzeitschriften
kommt in der Regel die subjektive Sichtweisen der Patienten von ihrer Genesung nicht vor, und damit auch kaum
religiöse oder spirituelle Ursachenzuschreibungen.

> Eine 63-jährige hagere Frau wird in ein britisches Krankenhaus
> aufgenommen, nachdem sie seit vier Monaten über ein Völlege-

fühl im Bauch, Aufstoßen nach dem Essen und in den letzten Wochen auch über Übelkeit klagt. Zuletzt war ihr zudem eine Vorwölbung im rechten Oberbauch aufgefallen. Sie hat an Gewicht verloren und wiegt noch 47 kg. Die Untersuchungen ergeben eine sehr vergrößerte Leber, die mit vielen großen Tumorherden durchsetzt ist. Die erhöhten Leberwerte, der extrem erhöhte Tumormarker AFP (Alphafoetoprotein) und die Gewebsprobe, die aus der Leber entnommen wird, sprechen für einen Leberkrebs (primäres hepatozelluläres Karzinom). Das Lungenröntgenbild zeigt mehrere metastasentypische Verschattungen. Für diese Krankheitssituation geben Statistiken eine mittlere Überlebenszeit von lediglich sechs Monaten an. Da die Ärzte keine Erfolg versprechende Behandlungsmöglichkeit sehen, wird die Frau ohne weitere Maßnahmen nach Hause entlassen. Fünf Monate später fühlt sie sich beschwerdefrei. Sie hat wieder an Gewicht gewonnen. Lungenmetastasen sind nicht mehr nachweisbar. Der Tumormarker hat sich normalisiert. Bei der Ultraschalluntersuchung sind die Lebertumore deutlich kleiner. Eine erneute Lebergewebsprobe zeigt narbige Veränderungen, aber keine Tumorzellen mehr. Auch ein Jahr nach der Diagnosestellung geht es der Frau gut. Sie hat weiter an Gewicht zugenommen und ihre Leberwerte sind normal. Die behandelnden Ärzte berichten diesen ungewöhnlichen Krankheitsverlauf sehr sachlich mit allen medizinischen Fakten als Fall einer Spontanremission in einer angesehenen medizinischen Fachzeitschrift.[119] Als die Frau später von Forschern befragt wird, was ihrer Meinung nach zu der unerwarteten Genesung geführt habe, antwortet sie: »Ich betete um Vergebung, betete dafür, wieder gesund zu werden, und betete darum, der Krebs möge verschwinden.«[120]

Nach biblischer Überlieferung ist die Gabe, im rechten Geist Kranke zu heilen und andere Wunder zu bewirken, auch den Jüngern Christi übertragen worden. Gebetsgottesdienste, in denen die Heilung von Krankheiten erfleht wird, sind somit in allen christlichen Religionsgemein-schaften und vielen Gruppierungen, die christliches Gedankengut aufgenommen haben, verbreitet: Da gibt es vielerorts Segnungsgottesdienste der großen christlichen Kirchen, die sich nüchtern auf das Matthäusevangelium berufen: »Heilt Kranke, weckt Tote auf, macht Aussätzige rein, treibt Dämonen aus! Umsonst habt ihr empfangen, umsonst gebt!«[121]

In anderen Religionsgemeinschaften finden sich charismatische Gebetsheiler und fundamentalistische oder esoterische Heilrituale. Geistiges Heilen auch einer Vielzahl von Krebskranken wird vom »Bruno-Gröning«-Freundeskreis beansprucht. In ihm wirken auch viele Ärzte mit. Der Freundeskreis beruft sich auf den asketischen süddeutschen Volksheiler *Bruno Gröning*, der Mitte des 20. Jahrhunderts Massen in seinen Bann gezogen hat. Darüber hinaus sind besonders in Brasilien gerade bei der »Handy und Laptop-Schicht« spirituelle Praktiken des Umbanda-Kultes zur Heilung von Krankheiten weit verbreitet. Heilbehauptungen sind dabei meist nur schwer objektiv zu bestätigen.

Formal am besten sind Heilungen mit religiösem Hintergrund in der katholischen Kirche dokumentiert, einerseits in Heiligsprechungsakten und andererseits in medizinischen Begutachtungen von unerklärlichen Heilungen, wie sie vor allem mit dem französischem Marien-wallfahrtsort Lourdes in Verbindung gebracht werden.

Heilung in Lourdes

Jährlich kommen in der Zeit von April bis Oktober vier-einhalb bis fünf Millionen Pilger in das Pyrenäenstädtchen Lourdes. Darunter finden sich jeweils mindestens 70 000 Kranke. Lourdes wird seit seinem Bestehen als Pilgerort mit Wunderheilungen in Verbindung gebracht. Bereits im ersten Jahr, 1858, wurde von 50 Heilungen berichtet, von denen der zuständige Ortsbischof vier Jahre später sieben als Wunder anerkannte. Da den Fragen um die Heilungen nachgegangen werden musste, wurde dann 1882 das *Bureau Médical* gegründet, mit in Lourdes anwesenden Ärzten, die angebliche Heilungen überprüfen. Ärzte des *Bureau Médical* haben bisher etwa 4000 Heilungen dokumentiert. Um die Fälle von unabhängigen Fachleuten beurteilen zu lassen, wurde 1947 das Nationale Medizinische Komitee gegründet, das bereits 1954 zum *Internationalen Medizinischen Komitee (CMIL)* erweitert wurde. Derzeit arbeiten darin 23 Ärzte verschiedener Fachrichtungen und Länder. Das Internationale Medizinische Komitee überprüft und bewertet kritisch die medizinischen Befunde von angeblichen Heilungen und zieht dabei weitere Experten hinzu. Es beschäftigt sich im Gegensatz zum *Bureau Médical* nur mit Krankheitsfällen, bei denen pathologische körperliche Veränderungen gut dokumentiert sind. Das Komitee untersucht also keine Heilungen von psychiatrischen oder funktionellen psychosomatischen Erkrankungen. Gegebenenfalls schließt das CMIL die medizinische Befundakte mit der Feststellung einer »unerklärlichen Heilung« – also einer Spontanheilung im wissenschaftlichen Verständnis.

Anfang März 1976 verspürt die elf-jährige *Delizia Cirolli*, die mit ihren Eltern und drei kleineren Geschwistern in der sizilianischen Kleinstadt Paterno aufwächst, Schmerzen im rechten Knie. Einige Wochen später macht schließlich die Lehrerin des Kindes die Mutter auf das Humpeln aufmerksam. Der daraufhin hinzugezogene Hausarzt schlägt einige Untersuchungen vor. Die Mutter denkt jedoch an eine »Verstauchung«, und geht mit dem Kind zu einer »Heilerin«. Diese erklärt nach einigen

Massagen, die »Knochen seien wieder zurechtgerückt«. *Delizia* klagt aber weiter über Schmerzen. Ihre Familie ist nicht krankenversichert, aber die Nachbarin stellt ihre Sozialversicherungskarte zur Verfügung, sodass ohne Kosten – unter falschem Namen – Röntgenaufnahmen angefertigt werden können. Die Röntgenbilder zeigen eine umschriebene, sehr tumorverdächtige Zerstörung der normalen Knochenstruktur des Schienbeins unterhalb des Kniegelenkes. Ende April wird *Delizia* in der orthopädischen Klinik der Universität Catania stationär aufgenommen – jetzt unter richtigem Namen. Die Ärzte vermuten Knochenkrebs. Am sonstigen Skelett und in den Lungen finden sie keine weiteren Krankheitszeichen. Die Gewebsprobe aus dem rechten Schienbein wird vom Universitätspathologen als »Metastase eines Neuroblastoms« beschrieben. Neuroblastome sind seltene bösartige Tumore, die fast ausschließlich bei Kindern und Jugendlichen vorkommen und von Zellen des sympathischen Nervensystems ausgehen, das als zentrales Steuerungssystem fast alle Organsysteme vernetzt. Der Orthopädieprofessor *Mollica* rät der Familie *Cirolli* zu einer Amputation des Beins oder zumindest zu einer Bestrahlung des Tumors, nachdem sie die Beinamputation ablehnt. *Delizia* ist nach der Verlegung in die strahlentherapeutische Abteilung so verängstigt, dass sie ihre Eltern bereits am nächsten Tag ohne Behandlung mit nach Hause nehmen. Eine Vorstellung im Tumorzentrum Turin endet genauso: *Delizia* weigert sich, dort zu einer Behandlung zu bleiben. Sie kann wegen ihrer Schmerzen nicht mehr regelmäßig die Schule besuchen. Die Lehrerin von *Delizia* organisiert deshalb eine Spendenaktion, um ihr zusammen mit ihrer Mutter eine Wallfahrt nach Lourdes zu ermöglichen. Im August können Mutter und Tochter die Pilgerfahrt antreten. Während des fünftägigen Aufenthalts in Lourdes nimmt *Delizia* regelmäßig an den religiösen Feierlichkeiten teil, geht oft zur Grotte und zum Bad in der Quelle. Als sie nach Sizilien zurückkommt, ist sie erschöpft und leidend. Sie erhält weiterhin keine

Medikamente, jedoch regelmäßig von ihrer Mutter Lourdeswasser zu trinken. Vier Wochen später zeigen Röntgenaufnahmen eine fortschreitende Knochenzerstörung mit beginnender X-Bein Fehlstellung. *Delizia* kann nicht mehr in die Schule gehen und Ende November bereitet ihre Mutter bereits das Totenkleidchen vor, während das ganze Dorf für die Heilung des Kindes betet. Dann, an einem Dezembermorgen, möchte das abgemagerte Mädchen, das schon seit Tagen nicht mehr gegessen hat und nur noch 22 kg wiegt, aufstehen und nach draußen gehen. Vor der überraschten Familie schafft sie es wirklich, 20 Meter auf der Straße zu gehen. Danach ist sie zwar erschöpft, aber von nun an bessert sich ihr Gesundheitszustand von Tag zu Tag. Die Knieschwellung und die Schmerzen verschwinden. *Delizia* blüht geradezu auf. Sie kann bald wieder längere Strecken laufen. Einige Monate später wiegt sie 34 kg. Röntgenaufnahmen, die im Mai 1977 angefertigt werden, zeigen eine Knochenheilung, nur die X-Beinstellung bleibt unverändert.

Ende Juli 1977 fährt *Delizia* erneut für eine Woche nach Lourdes. Sie wird dort erstmals dem *Bureau Médical* vorgestellt, in dem angebliche Heilungen ärztlich geprüft werden. *Delizia* ist auch gegenüber den Ärzten dort noch sehr ängstlich. Diese sehen die Röntgenbilder ein und bestätigen außer der deutlichen rechtsseitigen X-Beinstellung einen ausgezeichneten Allgemeinzustand.

Die Ärzte des *Bureau Médical* untersuchen *Delizia* erneut während weiterer Wallfahrten nach Lourdes im Sommer 1978, 1979 und 1980. Dann entscheiden sie, diesen Fall einer seit dreieinhalb Jahren anhaltende unerwartete Heilung eines Knochenkrebses ohne stattgefundene Behandlung zur weiteren Prüfung an das Internationale Ärztekommitee von Lourdes, dem *Comité Médical International Notre Dame de Lourdes* (CMIL) weiterzugeben. Dieses stellt am 26. September 1982 fest: »Diese Heilung einer bösartigen Neubildung des rechten Schienbeins, die ohne Therapie seit sechs Jahren besteht, stellt ein ganz außergewöhnliches Phänomen dar. Es widerspricht im strengsten Sinne jeder ärztlichen Beobachtung und Vorhersage und bleibt darüber hinaus derzeit unerklärlich.«

Der für Paterno zuständige Erzbischof von Catania stellt in einer feierlichen Erklärung am 28. Juni 1989 den Wundercharakter der Heilung der Krebskranken *Delizia Cirolli* fest, die »Frucht der Fürsprache der Jungfrau Maria und Antwort Gottes auf die Gebete der Menschen« sei.

Die Ärzte stellen also fest, dass die Heilung einer dokumentierten Krankheit einerseits Tatsache und andererseits medizinisch nicht erklärbar ist. Jede weitere Interpretation überbleibt den Theologen. So wurden bisher 65 der in Lourdes dokumentierten »Spontanheilungen« von bischöflicher Seite als »Wunder« erklärt – im theologischen Sinn als Zeichen des Wirken Gottes. Nur drei dieser mit Lourdes verbundenen Wunder beziehen sich auf Krebserkrankungen.

In Heiligsprechungsakten dokumentierte Spontanheilungen

Viel länger als in Lourdes – schon seit vier Jahrhunderten – werden in der katholischen Kirche andere unerwartete Heilungen wissenschaftlich beleuchtet: in den langwierigen Kanonisationsprozessen, die die Voraussetzungen für eine Heiligsprechung kritisch prüfen. Denn bevor ein Mensch in der katholischen Kirche heiliggesprochen werden kann, muss nicht nur sein vorbildliches – »heiligengemäßes« – Leben bezeugt sein (*fama sanctitatis*), sondern er muss auch dem Ruf der Wundertätigkeit (*fama signorum*) genügen. Ähnlich wie das Internationale Medizinische Komitee in Lourdes überprüft eine *Consulta Medica*, ein medizinisches Expertengremium, Fälle angeführter Gebetserhörungen dahin, ob wirklich eine mit durchgeführten Behandlungen nicht hinreichend erklärbare Genesung einer als unheilbar diagnostizierten Krankheit vorliegt.

Der Arzt *Dr. Reinhard Spyra* hat 232 eine unerklärliche Heilung bestätigende Gutachten der Consulta Medica aus dem Zeitraum von 1949 bis 1992 analysiert. Das sind etwa zwei Drittel aller in diesem Zeitraum dokumentierten Fälle. In 13 Prozent der Fälle, also bei 31 Geheilten, hatte eine bösartige Neubildung vorgelegen, d.h. eine Krebs- oder Leukämieerkrankung. Die bösartigen Erkrankungen betrafen dabei in abnehmender Häufigkeit folgende Organe oder Organsysteme: Magen, Blut, Weichteile (Muskel, Bindegewebe), Bauchspeicheldrüse, Brust, Genitalbereich, Schilddrüse, Haut, Knochen, Speiseröhre, Darm. Erstaunlicherweise ist unter den dokumentierten Heilungen der häufige Lungenkrebs nicht vertreten.[122] Das mag auch damit zusammenhängen, dass derartige Wunderheilungen etwa doppelt so häufig bei Frauen wie bei Männern beschrieben sind und Lungenkrebs im Dokumentationszeitraum bei Frauen noch seltener auftrat, weil die meisten starken Raucher Männer waren.

Eine allein am Phänomen ausgerichtete statistische Betrachtungsweise verträgt sich aber nur schwer mit dem eine Deutung anbietenden Konzept von übernatürlichem Wirken und göttlicher Absicht. Denn eine unerklärliche Heilung ist ein überprüfbares Phänomen, ein Wunder im kirchlichen Sinn ist hingegen die theologische Deutung dieses Phänomens. Dahingehend bemerkt der katholische Theologe *Wilhelm Schamoni* 1977 in seinem Buch über Wunder, wie er sie in Akten von Heiligsprechungsprozessen dokumentiert fand: »Wenn sie [die unerklärlichen Heilungen, *Anm. H. K.*] als Wunder angesehen werden, gehören sie nicht in medizinische Lehrbücher. Wenn man sie aber aus atheistischer Sicht beurteilt, gehören sie als exzellent bewiesene ›Spontan‹heilungen in sie hinein.«[123]

In den medizinischen Protokollen von Krebsheilungen, die Heiligen zugeschrieben wurden, sind manchmal die Umstände ausgeführt, die der unerwarteten Genesung vorausgingen: in zwei Fällen waren Wallfahrten vorausgegangen, in drei Fällen war ein Bild oder eine Reliquie des verehrten Verstorbenen auf den kranken Körper aufgelegt worden, sechs Heilungen wurden Fürbitten zugeschrieben, einer anderer Heilung ging eine Vision bzw. ein visionärer Traum voraus.

Der japanische Kulturanthropologe *Hiroshi Oda* hat im Rahmen eines siebenjährigen Forschungsaufenthaltes an der Universität Heidelberg eine bemerkenswerte Doktorarbeit über Spontanremissionen bei Krebserkrankungen angefertigt.[124] Er hat ausführliche Gespräche mit zwölf Menschen geführt, die eine Spontanremission ihrer Krebserkrankung erfahren hatten. Drei dieser Krebskranken deuteten die Rückbildung ihrer Metastasen als Gnade Gottes.

Wunder sind aus theologischer Sicht nicht das primäre Ziel von christlichen Wallfahrten oder Gebetsgottesdiensten. Aus Gesprächen mit vielen Krebskranken kenne ich aber auch die große Hoffnung, die daran geknüpft wird, genauso die oft große Enttäuschung, wenn die erbetene und erhoffte Heilung ausbleibt.

Geist über Körper –
Sind Spontanremissionen
eine Leistung der Psyche?

»*Arbeite an deinem Inneren. Da ist die Quelle
des Guten, eine unversiegbare Quelle, wenn du
nur immer nachgräbst.*«
Marc Aurel (121–180 n. Chr.)

Für Spitzensportler ist mentales Training selbstverständlich, um bei einem Wettkampf die Höchstleistung zu er-
bringen. Psychologische Momente entscheiden offensichtlich oft darüber, ob bei gleichem Trainingszustand im
entscheidenden Moment alle Leistungsreserven mobilisiert
werden können. Im Verständnis vieler Menschen – und
auch Therapeuten – ist eine Krebserkrankung eine Bedrohung, zu deren Überwindung die Betroffenen sämtliche
»Abwehrkräfte« mobilisieren müssen. In der Krankheitsauseinandersetzung sei deshalb wie bei Wettkampfsport-
lern der Glaube an den Sieg, also »positives Denken« und
Kampfgeist (»fighting spirit«) notwendig. In einem derartigen Konzept vom Primat des Geistes über den Körper wird
ausgesprochen oder unausgesprochen unterstellt, dass es
eben von der »richtigen« Einstellung und Verhaltensweise
und von Maßnahmen zur Steigerung der Abwehrkräfte ab-
hänge, das seltene Ereignis einer spontanen Tumorrückbildung zum Normalfall im Krankheitsverlauf jedes Krebskranken werden zu lassen. Nicht von ungefähr hat sich die
verbreitete *Simonton-Methode* auch aus Ansätzen der psychologischen Unterstützung von Spitzensportlern entwickelt. Krebsbetroffene mit einem ungewöhnlichen Krankheitsverlauf oder einer Spontanremission sind in diesem

Denksystem gleichsam »Topathleten«, die es geschafft haben, ihren Tumor mental zu kontrollieren oder gar »wegzudenken«. Ein Chirurg an der berühmten amerikanischen Universität Yale, *Dr. Bernie Siegel*, formulierte die Merkmale dieser »außergewöhnlichen Krebspatienten«[125] in seinen auch in Deutschland populären Büchern. Er propagiert darin Verhaltensweisen, mit denen jeder Krebspatient ein »außergewöhnlicher Krebspatient« werden könne.[126] Viele Patienten greifen derartige Konzepte auf:

Herr *Dr. Frieder Murmann* ist ein erfahrener psychotherapeutisch tätiger Arzt und Psychoanalytiker. Er ist 64 Jahre alt, als er Ende 1992 einen Pigmentfleck der Bauchhaut herausschneiden lässt: Diagnose: malignes Melanom. Zweieinhalb Jahre später deckt ein Computertomogramm der Lunge mehrere metastasentypische Rundherde von bis 6 mm Durchmesser auf. Herr *Murmann* lehnt eine vorgeschlagene Chemotherapie ab. Stattdessen beginnt er mit *Simonton-Visualisierungsübungen*, die er für sich stimmig modifiziert. Dabei versucht er mit sich selbst und der bedrohlichen Krankheitssituation, einschließlich der Möglichkeit seines Todes, in Einklang zu kommen. Daneben sucht er ein Krankenhaus für Naturheilwesen auf und unterzieht sich einer »Palette von alternativen Therapien«: Er absolviert eine Mistel- und Thymus-Kur, er schluckt Enzym-Präparate, Zink, Selen, die Vitamine A, C und E, zudem noch indianische Kräutermedikamente und homöopathische Tropfen. Einige Monate später sind die Lungenmetastasen kleiner. Ein knappes Jahr nach deren Diagnose lassen sich im Computertomogramm »nur noch zwei wenige Millimeter große Rundherde« abgrenzen.

Herr *Dr. Murmann* ist zu einem persönlichen Interview mit mir bereit. Bevor dieses aber zustande kommt, verstirbt er im Sommer 1997, zwei Jahre nach Diagnose seiner Lungenmetastasierung an jetzt aufgetretenen Gehirn- und Darmmetastasen.

»Unsere ganze innere Welt ist Wirklichkeit ...«
(Marc Chagall)

Innere Bilder können in Krankheitszeiten durchaus eine realitätsgestaltende Kraft entfalten, wie ein Beispiel aus eigener Behandlungserfahrung zeigt:

> Ein 83-jähriger, bisher recht rüstiger Mann ist gestürzt, hat sich dabei Prellungen zugezogen und anschließend eine schwere Lungenentzündung entwickelt. Diese heilt unter antibiotischer Therapie langsam ab. Der alte Mann ist jedoch zwischenzeitlich verwirrt und wirkt von Tag zu Tag schwächer. Er kann sich nicht mehr alleine aufrichten und benötigt selbst beim Essen pflegerische Hilfe. Bei der ärztlichen Visite und im späteren Gespräch mit seiner ebenfalls über 80-jährigen Frau ist er traurig und resigniert, dass er, nach über 50 Jahren glücklichen Zusammenlebens, jetzt wohl von ihr getrennt werde und in ein Pflegeheim müsse. Denn zu Hause könne er von ihr nicht gepflegt werden. Zwei Tage später sitzt er bei der Visite zum Essen frei am Bettrand, lächelt. Auf seine überraschende Besserung angesprochen, berichtet er von einem Traum aus der letzten Nacht. Er habe darin laufen können und sei tief berührt, fast euphorisch, aufgewacht. Daraufhin habe er sich allein aufgerichtet und vor das Bett gestellt. Die Beine hätten ihn wirklich getragen! Der Mann konnte weiter mit seiner Frau in seiner Wohnung leben.

Der Künstler *Marc Chagall* betonte: »Unsere ganze innere Wirklichkeit ist Wirklichkeit – vielleicht sogar wirklicher als die sichtbare Welt.« Träume hatten auch eine wegweisende Bedeutung in der Krankheitsauseinandersetzung eines jungen Patienten mit wiederholten Metastasen eines malignen Melanoms, die sich schließlich spontan zurückbildeten:

Alfred Schmidt ist ein sportlicher Elektrotechniker, der mit seinen 35 Jahren eine achtbare Bilanz ziehen kann: Er ist verheiratet und lebt mit seiner Frau und kleiner Tochter in einer idyllischen Kleinstadt. Dort hat er für seine Familie ein Haus gebaut. Davor steht ein repräsentatives Auto, mit dem er bei seinen Arbeitskollegen gut dasteht.

Als ein kirschkerngroßes pigmentiertes Muttermal oberhalb des rechten Knies plötzlich wächst und anfängt zu bluten, lässt er es in einer chirurgischen Praxis entfernen. Die Diagnose lautet: Schwarzer Hautkrebs, malignes Melanom. Die feingewebliche Untersuchung weist nach, dass der Krebsknoten ungünstigerweise bereits 7 mm in die Tiefe vorgedrungen und nicht mit Sicherheit vollständig herausgeschnitten werden konnte. Somit unterzieht sich Herr Schmidt einige Wochen später einer ausgedehnteren Nachoperation, bei der die Wunde mit einem verschobenen Hautlappen gedeckt wird. Eine weitere Behandlung erfolgt zu diesem Zeitpunkt nicht.

Bereits drei Monate später wird ein kleiner Knoten unterhalb der Narbe herausgeschnitten: Hautmetastase. Ein Monat später muss erneut eine Metastase entfernt werden. Nach zwei weiteren Monaten sind es bereits zwei Metastasenknötchen am rechten Oberschenkel, die ebenfalls operiert werden. Kaum zwei Monate vergehen, bis im Januar 1992 ein Knoten die rechte Leiste vorwölbt. Nun werden operativ die Lymphbahnen am Oberschenkel bis zur Leiste und der vergrößerte Leistenlymphknoten ausgeräumt. Der Pathologe bestätigt den Verdacht einer Lymphknotenmetastase.

Herr *Schmidt* ist zunehmend beunruhigt. Konnte er doch verfolgen, wie der Krebs jetzt »zum Körper hingewandert« war. Damit werde die »chirurgische Salami-Taktik« bald an ihre Grenzen kommen, befürchtet er: »Mensch, irgendwie kann das doch so nicht weitergehen. Ich lass' dann da Stück für Stück wegschneiden, in der Hoffnung, das ist in Ordnung, aber irgendwo, also entweder frisst mich der Krebs auf, oder ich werde vom

Chirurgen zerstückelt. Beides läuft eigentlich auf das Gleiche hinaus.« Somit sucht Herr *Schmidt* Informationen über alternative Behandlungskonzepte. Als er auf ein Buch über Selbstheilung stößt, erscheint ihm dieses Konzept »plausibel und logischer«: »Wenn ich meinen Körper wieder dazu bringen kann, so zu funktionieren, wie er eigentlich soll, dann ist das ja der ideale Weg.«

Nichtsdestotrotz stellt sich Herr *Schmidt* in einer entfernten Universitätsklinik vor, als ihm der Chirurg, der ihn schon wiederholt operiert hat, berichtet, dass dort gezielt das rechte Bein mit Chemotherapie-Medikamenten durchspült werden könne. Der Patient schlägt jedoch dort den Behandlungsversuch aus, da ihm die mitgeteilten langfristigen Erfolgsaussichten zu gering und die Risiken zu hoch erscheinen.

Wenige Wochen später lernt Herr *Schmidt* in einer Fernsehsendung, dass es ausgerechnet an seinem Wohnort eine Klinik gibt, die eine von ihm gesuchte »ganzheitliche« Therapie anbietet. Herr *Schmidt* ist ziemlich verärgert, dass ihn keiner der bisher behandelnden Ärzte darauf hingewiesen hatte. Widerwillig überweist ihn nun auf seinen ausdrücklichen Wunsch sein Chirurg an diese Klinik. Herr *Schmidt* hat Vertrauen zum dortigen Arzt[127] und beginnt eine ambulante »immunbiologische« Behandlung. Gleichzeitig sucht er sich eine neue Hausärztin, die diesen Ansatz unterstützt. Sechs Wochen später entdeckt er aber erneut drei Knötchen unterhalb der Oberschenkelnarbe: wieder Hautmetastasen, wie sich bei einer erneuten Operation bestätigt.

Herr *Schmidt* will »einen letzten Versuch mit der Schulmedizin« machen. Er stellt sich jetzt in einer anderen Universitätsklinik vor, die im Rahmen einer klinischen Studie die Wirkung von *Interferon* und *Interleukin* gegen Melanom-Metastasen erhärten möchte. Das ihm unterbreitete Konzept einer Doppelblindstudie ist ihm unverständlich. Er mutmaßt, die Ärzte seien nur an seinen Daten, weniger an seiner Genesung interessiert. So sollte er sich doch dazu verpflichten, sich keinerlei gleichzeitigen Behandlung zu unterziehen, also auch nicht der bereits begonnenen »immunbiologischen« Therapie. Dies kommt ihm einem »Todesurteil« gleich, wenn er doch eventuell nur das Placebo-Medikament erhalte. Mit »Tja, ich weiß nicht was ich für sie tun kann«, habe der Arzt dann das Gespräch beendet. Nach diesem, als wenig einfühlsam erlebten Gespräch ist Herr *Schmidt* nun endgültig von seinem Weg »außerhalb der Schulmedizin« überzeugt. Er, der bisher Träume wenig beachtet hat, wird in seinem Weg entscheidend bestärkt von einem Traum, der ihm auch heute noch in allen Einzelheiten vor Augen ist:

»Ich sah eine Szene, die ganz in Grautönen war. Das war eine hohe Mauer. Am Fuß der Mauer war in der Mitte ein Eisenbahntunnel. An der Mauer entlang führte zu dem Gleis hinab ein Weg, der auf der anderen Seite eines Bahnübergangs wieder hochführte. In dem Traum sah ich mich zu dem Bahnübergang hinabgehen, der nicht gesichert war. Eben als ich die Gleise überschreiten wollte, ist ein Zug mit rasender Geschwindigkeit in den Tunnel gefahren. Ich konnte den Zug nicht sehen, aber der Windzug hätte mich beinahe noch in den Tunnel mitgerissen. Ab diesem Moment war ich nicht mehr Zuschauer der Szene, sondern selbst daran beteiligt. Ich spürte selbst den Fahrtwind. Ich bin weitergegangen, ohne anzuhalten. Als ich auf dem Bahnübergang stand, habe ich im tiefen schwarzen Tunnel nur noch die Rücklichter des Zuges gesehen. Ich wusste, der Zug hätte mich beinahe mit in die Tiefe gerissen und ich hätte das nicht überlebt. Ich ging nun auf der anderen Seite bergauf, und die Mauer schloss oben mit einem Plateau ab. Von dort hörte ich viele menschliche Stimmen, die sich unterhielten und auf mich einen sehr freundlichen und friedlichen Eindruck machten. Die Menschen konnte ich nicht sehen, dafür aber einen leichten Lichtschimmer. Ich war zufrieden und mein Gefühl sagte mir, dass ich den richtigen Weg gehe, und dass ich die größte Gefahr hinter mir hatte. Damit brach der Traum ab.«

Am Heimatort intensiviert Herr *Schmidt* jetzt die »immunbiologische« Therapie im Rahmen eines achtwöchigen Klinikaufenthaltes. Er erhält eine Misteltherapie, eine Fiebertherapie mit Bakteriotoxinen und einige Interferonspritzen. Daneben lernt er in Gruppen und Einzelgesprächen, dass ein »kranker Körper oft eine kranke Seele voraussetzt«. Er beginnt die Musik- und Maltherapie schätzen. Zudem ist Herr *Schmidt* angetan, dass »sein Arzt nicht nur reagiert«, sondern ihm ein langfristiges Therapiekonzept mit der »Basistherapie« und noch weiteren sechs Fieberstößen ambulant anbietet. Während der stationären Behandlung entstehen jedoch neue Metastasen, die Herr *Schmidt* nun nicht mehr operieren lässt. Fünf Monate später, im Oktober 1992, dokumentiert eine Kernspintomografie »mehrere zwischen 1 und 4 cm große Tumorknoten im Bereich des rechten Oberschenkels«. Er lehnt die vom Radiologen vorgeschlagene Operation weiter ab. Herr *Schmidt* verhandelt mit seinem Krebs: »Krebs, wenn du weiterwächst, dann sterbe ich, aber überleg's dir gut, du stirbst dann auch. Also entweder leben wir gemeinsam, oder wir sterben beide.« Inzwischen ist nicht nur in der rechten Leiste sondern auch in der linken Leiste ein walnussgroßer Lymphknoten tastbar. Innerhalb des letzten Jahres hat Herr *Schmidt* 21 kg an Gewicht verloren. Er setzt sich mit dem Tod auseinander und nimmt diesen als einen möglichen Weg an. Dieser Prozess verhilft ihm zu innerer Ruhe und Gelassenheit. »Da ist auch so ein gewisses Loslassen. Also, ich muss nicht unbedingt auf dieser Welt sein, ich muss jetzt nicht unbedingt gesund werden.« Die »immunbiologische« Therapie wird unverändert fortgesetzt.

Zehn Fieberstöße sind erfolgt, als von Ende März 1993 an die Knoten, die »teilweise die Größe einer Männerhand« erreicht haben, weicher werden und alle gleichzeitig beginnen, sich sichtlich zu verkleinern. Herr *Schmidt* nimmt wieder an Gewicht zu. Wieder bestärkt ihn ein Traum auf seinem Weg:

»Ich sitze ganz bequem auf einer schönen Terrasse. Die Sonne scheint, es ist angenehm warm. Meine Frau sitzt mir gegenüber und wir trinken gemütlich Kaffee. Die Terrasse liegt auf einem Berg. Weit unten führt eine Autobahn vorbei, auf der viele Autos wie wild rasen. Ich bedauere die armen Autofahrer, dass sie bei diesem schönen Wetter jetzt in ihren heißen Autos über die Straße hetzen müssen. Ich dachte an die Hektik des Alltags, die da unten gleichsam tobt. Ich dagegen fühle mich auf dieser Terrasse weitab von dieser Hektik so wohl wie schon lange nicht mehr. Mit diesem Gefühl der Zufriedenheit geht der Traum zu Ende.«

Drei Monate später zeigt sich in der Kernspin-Untersuchung lediglich noch oberhalb des rechten Knies ein 1 cm großer Knoten unter der Haut. Dieser bildet sich innerhalb weniger Wochen völlig zurück. Anfang Juli 1993 lassen sich keine Metastasen mehr nachweisen. In seinen Notizen schreibt Herr *Schmidt* zu diesem Zeitpunkt:

»Während der vergangenen Monate war es für mich oft sehr schwer, meinen Mitmenschen klarzumachen, dass ich mich auf dem Weg der Besserung fühlte, obwohl es körperlich gar nicht so aussah. Ich habe aber gemerkt, dass Besserung nicht heißt, dass mir körperlich nichts mehr wehtut, sondern dass es darauf ankommt, wie man mit seiner Erkrankung umgeht. Ich hatte durch die geschilderten Ereignisse [im Krankheitsverlauf] ein Gefühl der Gelassenheit entwickelt. Nur wie erklärt man einem Mitmenschen oder Mediziner, dass man geträumt hat, man ist auf dem richtigen Weg, die Röntgenbilder aber etwas ganz anderes auszusagen scheinen? Inzwischen haben sich auch die Röntgenbilder meinem seelischen Zustand angepasst.«

Mehr als drei Jahre später hatte ich als Arzt die Gelegenheit, Herrn *Schmidt* persönlich zu untersuchen und mit ihm über sein Krankheitserleben ausführlich zu sprechen. »Mir war klar, dass meine Erkrankung nicht auf einem Zufall oder Schicksalsschlag beruht, sondern einen tiefen Hintergrund hat. Diese Erkenntnis hatte ich schon seit der ersten Diagnose. Es war aber ein unbestimmtes Gefühl. Erst das Buch »Diagnose Krebs. Wendepunkt und Neubeginn« des amerikanischen Psychologen *Lawrence LeShan*[128] hat mir die Augen geöffnet. Das Gehen durch die verschiedenen Instanzen der einzelnen Bewusstseinsebenen bedeutet für mich heute leben mit der Krankheit. Es bedeutet ständiges Leben und Reifen. Das Symptom Krebs bzw. Melanom ist für mich jetzt nicht mehr im Vordergrund. Seit drei Jahren habe ich keine Symptome einer Krebserkrankung mehr. Trotzdem weiß ich, dass ich jederzeit wieder erkranken kann. Ich lebe jetzt besser, weil bewusster als vor meiner Krebserkrankung.«

Die Vollremission besteht bei Herrn *Schmidt* nun seit über 15 Jahren. Eine Besonderheit des Krankheitsverlaufes ist die Beschränkung der Metastasierung über viele Jahre auf sogenannte Satelliten- und In-transit-Metastasen im Bereich der Primärtumorregion des Oberschenkels und auf einzelne Leistenlymphknoten. Für diese Form der Melanom-Metastasierung gelten sicher biologische Besonderheiten. Herr *Schmidt* und sein Arzt führen die Remission auf die »ganzheitliche und immunbiologische« Therapie zurück, gleichzeitig bezeichnet der Arzt den Verlauf aber auch als Spontanremission.[129] Unter der »immunbiologischen« Therapie war die Krankheit 13 Monate lang eindeutig fortgeschritten. Eine tumorspezifische Wirkung dieser Behandlung ist somit nach anerkannten medizinischen Beurteilungskriterien nicht schlüssig. Inwieweit die »immunbiologische« Behandlung oder psychoneuroimmunologische Faktoren im Rahmen der eindrucksvollen Krankheitsauseinandersetzung eine wesentliche Rolle gespielt haben, bleibt letztlich offen.

Herr *Schmidt* selbst relativiert die medizinischen Erfolgskriterien und die Rolle der Behandlungsmethoden: »Der Weg zur Heilung bedeutet ja nicht unbedingt, dass ich auf dieser Welt bleibe. Und ich denke wahrscheinlich ist es egal, was für eine Therapie man von außen kriegt, wenn man dahin kommt, auf die innere Stimme zu hören, das innere Ich wieder wahrzunehmen, dann hat man den Weg zur Heilung gefunden. Das finde ich also wirklich das Entscheidende, dass man auf sein Inneres hört, dass man das wahrnimmt und das, was Ärzte anbieten, als Hilfestellung annimmt.«

Manche »ganzheitlichen« Therapiekonzepte setzen auf die assoziative Kraft des Begriffes Spontanremission. Beispielsweise propagiert der amerikanische Arzt *Andrew Weil*, der die meiste Zeit seines Berufslebens in der pharmakologischen Forschung mit Pflanzen gearbeitet hat, in einem Buch mit dem suggestiven Titel »Spontanheilung« ein Acht-Wochen-Programm zur »Aktivierung der Selbstheilungskräfte«[130] auch in Bezug auf Krebskrankheiten. Eine Leserin formulierte die Enttäuschung vieler Hilfesuchender: »Der Titel des Buches »Spontanremission« ist wohl mehr dazu da, um eine größere Käuferschicht anzulocken. Unter dem Titel eines allgemeinen Ratgebers zu Alternativbehandlungen oder gesünderen Lebensstil wäre es sicher optisch nicht so interessant, da dieser Büchermarkt bereits ausgeschöpft ist.«

In wenigen Falldarstellungen führen Therapeuten die Spontanremissionen der beschriebenen Krebspatienten auf intensive Meditation, Hypnose oder Visualisierungen, also geleitete Vorstellungsbilder, der Patienten zurück. Ihr Genesungsmodell formulieren sie dabei folgendermaßen: Meditation und Hypnose entsprächen einer psychologischen Regression, die sich in eine physische Regression von Tumorknoten umsetze.[131] Derartige »erfahrungsgestützte« Beschreibungen nutzen manche andere Therapeuten, um ihre eigenen Behandlungsansätze zu begründen: So beschreibt eine Psychologin in der Zeitschrift »Naturheilpraxis« bösartige Erkrankungen als »aus nicht gelebter

Lebensenergie gemacht. Nicht gelebt deshalb, weil es ›böse‹ wäre, dies zu tun. Meine Hypothese ist, wenn es gelingt herauszufinden, was als so böse erlebt wird und dieses sogenannte Böse als notwendig für das eigene Leben erkannt wird und der/die Betreffende lernt, in diesem Sinne ›böse‹ zu sein und dazu zu stehen und zu spüren, dann entsteht neue Lebenshoffnung, neuer Lebensmut. und der Krebs kann heilen, kann überflüssig werden.«[132]

Derartige, von eher willkürlichen sprachlichen Assoziationen geprägte Erklärungsmodelle sind fragwürdige, sogar gefährliche Mutmaßungen. Sie sind in Anbetracht sowohl moderner psychosomatischer Konzepte als auch der Ergebnisse systematischer Forschungen nicht haltbar. Auch *Dr. Siegels* Behauptung, durch sein Programm würden Krebspatienten länger leben, konnte in einer kontrollierten Untersuchung nicht bestätigt werden.[133] Viele seiner Empfehlungen können jedoch manchen Krebsbetroffenen helfen, mit der Krankheit besser zu leben, auch wenn sie damit nicht länger leben.

Psychologische Untersuchungen

In der wissenschaftlichen Literatur der letzten Jahrzehnte finden sich durchaus ernsthafte Forschungsarbeiten über Spontanremissionen, die ihre Aufmerksamkeit vor allem auf psychologische Aspekte des Genesungsprozesses richten. Diese Untersuchungen beziehen sich jedoch entweder auf nur wenige Patienten oder sie schließen Patienten ein, die zwar eine Krebserkrankung lange überlebt haben, bei denen aber keine Spontanremission vorlag. Die von den Forschern ausgewählten Untersuchungsansätze und -methoden unterscheiden sich zudem sehr. Aus diesen Gründen sind die Ergebnisse der Untersuchungen kaum für

Verallgemeinerungen und ursächliche Schlussfolgerungen geeignet. Dies geschieht jedoch immer wieder. Manchen psychologischen Forschungsarbeiten mangelt es an einem differenzierten Verständnis der Krebserkrankungen und ihrer bekannten biologischen Prognosefaktoren.

Bevor die Ergebnisse der Forschungsarbeiten ausgeführt werden, hier einige theoretische Anmerkungen. Forschungsansätze können grundsätzlich in zwei Kategorien eingeteilt werden: einerseits explorative Forschungsvorhaben und andererseits hypothesengeleitete Untersuchungen. Bei Letzteren soll sich durch die Untersuchung eine bestimmte, vorher formulierte Annahme bestätigen oder als falsch erweisen. Beispiele für derartige Annahmen sind: »Mit einer neuen Behandlung A leben Krebskranke länger als mit der bisherigen Standardbehandlung B.« Die gemessene Überlebenszeit unter der Therapie A lässt erst durch die Vergleichsgruppe von Patienten, die die Therapie B erhielten, eine Schlussfolgerung zu. Forscher sprechen dann von einem *kontrollierten* Untersuchungsansatz. Ähnliches gilt auch für die Untersuchung beispielsweise der Hypothese: »Menschen mit Spontanremissionen zeichnen sich durch Kampfgeist aus.« Fraglich ist dann nicht, ob sich bei Patienten mit Spontanremissionen Kampfgeist nachweisen lässt, sondern nur in welchem Ausmaß. Das Ergebnis ist für sich beliebig interpretierbar, wenn es nicht auf eine aussagekräftige Kontrollgruppe bezogen wird. Andererseits werden die Forscher andere Merkmale außer Kampfgeist weniger oder gar nicht beachten. Gerade bei noch wenig bekannten Phänomenen versuchen deshalb *explorative* Forschungsansätze möglichst breit Informationen zu sammeln, die dann kategorisiert und ausgewertet werden. Der Titel einer derartigen Forschungsarbeit könnte lauten: »Psychologische Merkmale bei Patienten mit Spontanremissionen bei Krebs.« Die Forscher werden dazu entweder direkt eine Liste von Merkmalen mehr oder weniger strukturiert abfragen oder, nach einem sehr offenen Gespräch, die Äußerungen ihrer Gesprächspartner nachträglich kategorisieren. Die subjektiven Genesungsmodelle von Patienten dürfen dabei nicht mit den wissenschaftlichen Ursachen von Spontanremissionen gleichgesetzt werden. Auch bei einem explorativen Forschungsansatz besteht ohne Kontrollgruppe die Gefahr, dass die erhobenen Daten entsprechend eigener Theorien oder Überzeugungen recht beliebig interpretiert und verallgemeinert werden. Bildlich gesprochen finden die Forscher dann eben die Ostereier, die sie vorher selbst versteckt haben.

Bei allen Forschungsarbeiten ist somit streng zwischen Ergebnissen und Schlussfolgerungen zu unterscheiden. Genauso interessiert, wie und auf welcher Basis Schlussfolgerungen gezogen werden, wie Merkmale definiert und untersucht und wie die Teilnehmer für die Untersuchung ausgewählt werden. Denn manche psychologische Merkmale lassen sich nur schwer verlässlich erfassen und von anderen Merkmalen abgrenzen. Ähnlich wie sich bei Juwelen nicht immer auf den ersten Blick edel imitierter Modeglitzer von wertvollem Schmuck unterscheiden lässt, kann sich in der psychischen Krankheitsauseinandersetzung hinter gleichen Aussagen eine sehr unterschiedliche Bewältigungsdynamik verbergen. Die Aussage »Lebenswille« kann sich bei einem Menschen beispielsweise auf eine optimistische Grundhaltung und innere Sicherheit beziehen. Bei anderen Menschen versteckt sich hinter ihrem »Lebenswillen« dagegen eine lähmende existenzielle Angst, die sie durch magisches Denken und Zweckoptimismus zu kontrollieren versuchen, nach dem Motto: »Ich muss fest daran glauben, sonst habe ich keine Chance.« Diese Problematik ist in der psychoonkologischen Forschung gut bekannt. Fast jeder Mensch hat sich selbst schon in brenzligen Situationen auf die Frage nach Angst mit einem vehementem »Nein!« antworten hören, obwohl Angstschweiß bereits feuchte Hände bescherte.

Kontrollierte Untersuchungen zu psychologischen Aspekten bei Spontanremissionen gibt es bisher kaum. Deshalb trifft diese Kritik für manche der im Folgenden dargestellten Forschungsarbeiten zu, die psychologische Aspekte des Phänomens Spontanremission untersucht haben.

Pionierarbeiten in Japan

Pionierarbeiten über psychologische Aspekte von Spontanremissionen bei Krebs wurden 1973 von den Wegbereitern der psychosomatischen Medizin in Japan, *Dr. Nakagawa* und *Prof. Yujiro Ikemi*, durchgeführt. Nicht unerheblich für die Forschungsmotivation war bei *Dr. Nakagawa* die Tatsache, dass bei ihm selbst im Vorjahr ein Magenkarzinom diagnostiziert und operiert worden war. Die beiden Forscher veröffentlichten 1975 fünf Fälle von anhaltenden Remissionen oder langen stabilen Krankheitsverläufen bei Krebspatienten.[134] Wie auch in ihren späteren Publikationen, die mehr Patienten umfassten, handelte es sich in ihrer Dokumentation also auch um Krankheitsverläufe, die nicht Spontanremissionen im Sinne der in diesem Buch verwendeten Definition waren. Für die japanischen Forscher waren spontane Tumorrückbildungen ganz zentral mit einem vorausgegangenen »existenziellen Wandel« verbunden: Alle fünf Patienten hätten sich ihrem Schicksal oder Gottes Willen ergeben. Zudem hätten sie ihre Lebenssicht drastisch verändert und ihre sozialen Beziehungen neu strukturiert. Diese Untersuchungen haben heute lediglich noch medizinhistorische Bedeutung. Sie erlauben nicht nur wegen der kleinen Patientengruppe und der problematischen Ausweitung des Begriffs Spontanremission keine Verallgemeinerungen. In der Arbeit ist nicht erkennbar, wie die theoretische Vorannahmen und Glaubensüberzeugungen der Forscher in ihre Interpretationen eingingen. Die Forscher teilten das damals in der psychosomatischen Medizin noch verbreitete Konzept der *Krebspersönlichkeit*, das inzwischen wissenschaftlich nicht mehr haltbar ist.

Verändert eine überstandene Krebserkrankung die Persönlichkeit?

Nur kurz nach der obigen japanischen psychologischen Pionierarbeit veröffentlichten amerikanische Onkologen der Universität von Minnesota eine psychologische Untersuchung von 22 Menschen, deren fortgeschrittene, in der Regel inoperable Krebserkrankung sich durch Therapiemaßnahmen vollständig zurückgebildet hatte und deren Vollremission entgegen den Erwartungen seit der letzten Behandlung bereits mindestens fünf bis 20 Jahre anhielt.[135] Die Hälfte der Patienten hatte eine Hodenkrebserkrankung durchgemacht, die damals – im Gegensatz zu heute – im fortgeschrittenen Stadium nur selten geheilt werden konnte. Zu den Patienten zählten aber auch drei Frauen mit fortgeschrittenem Brustkrebs, die nach einer Östrogenbehandlung oder nach einer operativen Entfernung der Eierstöcke oder der Hirnanhangsdrüse (Hypophyse) seit über zehn Jahren krankheitsfrei waren. Ein Krankheitsverlauf sei hier geschildert:

Bei einer 51-jährigen Frau war 1957 eine inoperable Krebsgeschwulst der rechten Brust diagnostiziert worden, die durch die Haut durchgebrochen war und zu einem blumenkohlartigen Geschwür geführt hatte. Gleichzeitig bestand bereits eine Rippenfellmetastasierung, sodass sich Flüssigkeit in der Lungenhöhle gebildet hatte, in der Krebszellen nachgewiesen wurden. Die Frau erhielt ein Östrogenmedikament – die einzige damals verfügbare medikamentöse Hormontherapie. Es kam zur Rückbildung der Krebsgeschwulst und der tumorbedingten Flüssigkeit. 18 Monate später wuchs jedoch der Brusttumor erneut. Jetzt entfernten die Ärzte die Hirnanhangsdrüse, um die Bildung von Sexualhormonen im Körper auszuschalten. Der Tumor verschwand erneut. Auch 18 Jahre später fanden die Ärzte keinerlei Krebshinweise mehr.

Bei der psychologischen Untersuchung zeigten die 22 früheren Patienten, die aus ärztlicher Sicht unerwartet von ihrer fortgeschrittenen Krebserkrankung geheilt worden waren, insgesamt eine positive Haltung zum Leben und ihrer Zukunft. Die Hälfte von ihnen betrachtete sich als geheilt. Im Vergleich zu Gruppen von jüngeren und älteren Gesunden und einer Gruppe von Zuckerkranken schätzten sie Zeit, das Leben und persönliche Beziehungen höher ein. Sie konnten sich mehr an Alltäglichem freuen, waren gelassener, toleranter und regten sich weniger über Nebensächlichkeiten auf. Ein früherer Patient brachte es auf den Punkt: »Wenn dich einmal die Gedanken gequält haben, ob du jetzt sterben musst, scheinen keine anderen Dinge mehr einer Sorge wert zu sein.« Andererseits äußerten die früheren Patienten, sie hätten sich nicht durch die fortgeschrittene Erkrankung bedroht gefühlt, sondern von Anfang an an ihre Genesung geglaubt. Sie schrieben ihren ungewöhnlichen Krankheitsverlauf ihren Ärzten und der ärztlichen Kunst zu. An zweiter Stelle nannten sie Gott, wobei die religiösen früheren Krebskranken dabei die Ärzte als Werkzeuge Gottes verstanden. Die amerikanische Forschergruppe schloss ihren Bericht über die offensichtlich geheilten früheren Krebspatienten mit den Worten: »Sie zeigen Selbstvertrauen. Ihre gesamte Lebenseinstellung ist sehr positiv. Offensichtlich ist die Genesung von einer fortgeschrittenen Krebserkrankung eine gute Erfahrung für die Charakterentwicklung.«

In einer eigenen Nachuntersuchung von 40 Männern, die Jahre nach der intensiven Behandlung eines fortgeschrittenen Hodenkrebses mit Chemotherapie krankheitsfrei waren, berichteten 75 Prozent dieser früheren Patienten, dass die Krebserkrankung mit ihren Folgen ihr Leben deutlich verändert habe. Diese Patienten schrieben aber allesamt ihrer durchgemachten Krankheit trotzdem auch positive Aspekte zu: Sie würden jetzt bewusster leben, nähmen viele Dinge gelassener, sie hätten positive Erfahrungen im sozialem Umfeld gemacht, die Meisterung ihrer schweren Krankheit habe ihnen auch mehr Selbstvertrauen gegeben.[136] Diese Einschätzung war recht unabhängig von der Schwere der durchgemachten Komplikationen und Krankheitsfolgen. Lediglich die 25 Prozent der Männer, die ihr Leben durch die Erkrankung nicht beeinträchtigt betrachteten, berichteten auch keine positiven Aspekte der Erkrankung. Im Unterschied zu den Männern mit Hodenkrebs in der Untersuchung an der Universität von Minnesota, war für die Männer unserer Nürnberger Untersuchung die Heilung einer metastatischen Hodenkrebserkrankung keine Ausnahme mehr. Die psychische Krankheitsverarbeitung in beiden Gruppen deckt sich aber weitgehend. Nur religiöse Genesungsdeutungen blieben in unserer Untersuchung im Hintergrund.

Genesungstheorien von Krebspatienten mit günstigem Krankheitsverlauf

Den subjektiven Genesungstheorien von Krebspatienten ging erstmals der amerikanische Psychologe *Paul Roud* nach. Nach dem Tod seines Vaters an Prostatakrebs ging ihm die Frage nach, »ob denn wirklich niemand eine fortgeschrittene Krebserkrankung überlebe«. Er führte mit neun Krebskranken, deren Überleben zum Diagnosezeitpunkt von ihren Ärzten als extrem unwahrscheinlich eingeschätzt worden war, Interviews und fand bei ihnen folgende Gemeinsamkeiten: Diese Patienten glaubten fest an ihre Genesung und wollten leben. Sie übernahmen Selbstverantwortung für alle Aspekte ihres Lebens. Ihnen waren positive mitmenschliche Beziehungen wichtig und sie fühlten sich bei ihren Ärzten gut aufgehoben. Ihre Verhaltensmuster und Einstellungen veränderten sich in den Monaten nach der Diagnose deutlich und sie waren überzeugt, dass ihr Krankheitsverlauf mit ihrem psychosozialen Zustand zusammenhänge. Gleichzeitig betrachteten sie aber den Genesungsprozess als etwas sehr Individuelles, sodass andere Patienten nicht einfach ihre Verhaltensmuster übernehmen könnten.[137] Die Krebskranken, mit denen *Paul Charles Roud* seine Gespräche führte, hatten keine Spontanremissionen im engeren Sinn. Einige hatten wirklich einen ungewöhnlichen Krankheitsverlauf. Bei anderen Interviewten ist der Verlauf aus der Sicht eines erfahrenen Onkologen keineswegs sehr außergewöhnlich. In die Schlussfolgerungen von *Roud* gingen, genauso wie in die Äußerungen der Patienten, viele unbestätigte Annahmen der damals gängigen psychologischen Krebsratgeber ein. Dem Autor fehlte fundiertes und differenziertes Wissen über Krebskrankheiten und deren Bewältigung und seine Patientenauswahl ist zu willkürlich, um aus den Aussagen allgemeinere Schlüsse ziehen zu können.

Vergleich von Krebskranken mit und ohne Spontanremission

Bereits zwei Jahre vorher hatten *Daan van Baalen* und *Marco de Vries*, zwei Forscher aus der Abteilung für Allgemeine Pathologie der Erasmus Universität Rotterdam, eine Studie fertiggestellt, in der sie mittels Interviews die Krankheitsverarbeitung von sechs Patienten, die eine Spontanremission erfahren hatten, mit der von sechs Patienten mit einer fortgeschrittenen Tumorerkrankung ohne Spontanremission verglichen.[138] Alle Patienten mit einer Spontanremission hatten zum Zeitpunkt der beginnenden Tumorrückbildung starke Stimmungsschwankungen durchgemacht: Phasen tiefer Depression und Hoffnungslosigkeit hatten sich mit Zeiten von erneuter Hoffnung abgewechselt. Sie hatten sich dann von Hilflosigkeit und Abhängigkeit hin zu mehr Eigenständigkeit entwickelt. Alle sechs Patienten mit einer Spontanremission hatten zu einer anderen Lebenssicht gefunden. Diese Veränderung beinhaltete in der Regel eine größere Gelassenheit, Lebensfreude und Achtsamkeit, auch im Umgang mit sich selbst. Die Veränderung einer vorher gut angepassten Patientin verunsicherte dagegen ihren Ehemann: Seine Frau fluche jetzt zwischendurch und gebrauche auch mal derbe Sprache. Bei fünf der sechs Krebskranken, die eine Spontanremission erfahren hatten, veränderte sich der Umgang mit wichtigen Bezugspersonen. Eine Patientin sctzte gegenüber ihrem Mann mehr ihre Wünsche durch, ansonsten fiel ein liebevollerer Umgang miteinander auf. Derartige Beziehungsveränderungen fanden sich aber auch bei einigen Patienten, deren Krankheit fortschritt. Ebenso zeigten zwei Krebskranke aus dieser Kontrollgruppe eine tief veränderte Lebenssicht im Sinne eines »existenziellen Wandels« *(existential shift)*. Die Krebskranken beider Gruppen unterschieden sich hinsichtlich der psychologischen Krankheitsauseinandersetzung und ihres Krankheitsverhaltens nur in ihrer Gesamtheit voneinander. Es gab hingegen keine Gefühls- oder Verhaltensmuster, die spezifisch für die Patienten mit Spontanremissionen waren, also nur bei ihnen vorkamen. Quantitative Unterschiede dürfen aber bei derart kleinen Gruppen nicht überinterpretiert werden, selbst wenn sie sich als »statistisch signifikant« berechnen lassen.

Krankheitsbewältigung bei Krebskranken mit Spontanremission

Die amerikanische Pflegeforscherin *Roxana Huebscher* befragte zwölf ehemalige Krebspatienten, deren Tumor bereits fünf bis 23 Jahre vorher spontan verschwunden war.[139] Sie beschrieb bei ihnen vier Stufen der Krankheitsauseinandersetzung: Die Patienten waren bei der Diagnose geschockt. Bei der düsteren Prognose zogen sie dann die vorgeschlagene Therapie in Zweifel, sie waren »bockig gegenüber dem System«. Danach versuchten sie ihren »Körper, ihre Seele und ihren Geist zu heilen«, mit alternativen Behandlungsmethoden, Spiritualität oder sie fingen an, sich mehr das zuzugestehen, was sie für sich als notwendig erachteten. Dadurch hätten sich die Patienten dann »zum Leben entschlossen, durch Loslassen, existenzielle Fragen und einem Glauben, dass alles gut werden werde«. Durch die Befragungsmethode bestand in dieser Untersuchung die Tendenz, das individuell Erlebte vorschnell zu verallgemeinern. Bei fehlender Kontrollgruppe sind auch aus dieser Untersuchung keine weitergehenden Schlussfolgerungen möglich. Denn derartige Veränderungen im Prozess der Krankheitsauseinandersetzung gibt es auch bei Krebspatienten, die keine Spontanremissionen erfahren.

Ähnliches gilt auch für eine Untersuchung der deutschen Psychologin *Corinna Köbele*. Sie führte Gespräche mit sieben Krebskranken nach deren Spontanremission. Alle Befragten hatten sich mit ihrem Tod und Sterben auseinandergesetzt und dadurch eigene wichtige Ziele neu definiert und angepeilt.[140] Auch derartige Prozesse finden sich nahezu bei allen Menschen, die sich längere Zeit mit einer unheilbaren Krankheit oder lebensbedrohlichen Situation auseinandersetzen müssen. Dass dieser Auseinandersetzung mit dem eigenen Tod eine Bedeutung für das

Zustandekommen von Spontanremissionen zukommt, ist jedoch eher unwahrscheinlich.

In Holland untersuchte der Arzt *Johannes Schilder* im Rahmen einer gut konzipierten Doktorarbeit die psychologischen Veränderungen bei zwölf Krebspatienten mit Spontanremission. Für ihn zeigen Patienten mit Spontanremissionen in der Regel keine Zunahme der selbstreflektierten Bewusstheit oder vernunftgeleiteten Einsicht. Dagegen erlangen sie »eher den Zugang zum Wesentlichen für sich.«[141]

Eine derartige Fähigkeit, in der tiefsten Krise einer Krebserkrankung einen »Einklang mit dem tiefsten Selbst« gefunden zu haben, schrieben auch die amerikanische Forscherin *Caryle Hirshberg* und der verantwortliche Redakteur der Zeitschrift »Psychology Today«, *Ian Barash*, Krebspatienten zu, in deren Krankheitsverlauf eine »unerwartete Genesung« aufgetreten war. In ihrem gleichnamigen populärwissenschaftlichen Buch, stellten sie ihre Gespräche mit 45 Krebspatienten und ihre zusätzlichen psychologischen Untersuchungen dar.[142] Sie bezogen sich auch ausdrücklich auf die Forschungsarbeiten von *Johannes Schilder* und persönliche Gespräche mit ihm. Die Autoren charakterisierten die Krankheitsauseinandersetzung dieser Menschen mit vier »C's«: In der Krise der Krankheitsdiagnose *(Crisis)*, die die Patienten erschütterte *(Catharsis)*, hätten sie« einen Weg zu sich selbst« gefunden (Congruence), und sich in sozialen Beziehungen *(Connection)* aufgehoben gefühlt. Erneut muss angemerkt werden, dass *Hirshberg* und *Barash* in ihrem Buch einen sehr weiten Spontanremissionsbegriff verwenden. Ihr wissenschaftliches Vorgehen, das zu ihren Schlussfolgerungen führte, ist nur bedingt nachvollziehbar.

Krankheitsbewältigung bei ungewöhnlich günstigem Verlauf ohne Spontanremission

Da diese Untersuchungen von Patienten mit einer Spontanremission keine Kontrollgruppe aufwiesen, ist die Forschungsarbeit des erfahrenen New Yorker Psychotherapeuten *Dr. Warren Berland* hilfreich. Er führte ausführliche Gespräche mit 33 Krebskranken mit einem unerwartet günstigen Krankheitsverlauf ohne Spontanremission. Ihre Genesung war von den behandelnden Ärzten zum Diagnosezeitpunkt als unwahrscheinlich – mit einer Chance von weniger als 20 Prozent – eingeschätzt worden. 13 Patienten (39 Prozent) trauten die Ärzte nur eine Besserung mit einer Chance von weniger als fünf Prozent zu. *Dr. Berland* stellte überrascht fest, dass diesen Patienten in ihrer Gesamtheit für ihren Genesungsprozess die eigene Einstellung, Spiritualität, soziale Einbindung und eine psychologische oder psychotherapeutische Unterstützung doppelt so wichtig erschienen als die Maßnahmen der konventionellen oder unkonventionellen Medizin, denen sie sich unterzogen hatten. Nur drei der 33 Patienten sprachen ihre Besserung zu mehr als 50 Prozent der anerkannten ärztlichen Kunst zu. Hinsichtlich ihrer Krankheitsauseinandersetzung konnte *Dr. Berland* die Patienten drei Gruppen zuordnen: Fünf Patienten (15 Prozent) – ausschließlich Männer – entsprachen dem Typ »entschlossener Kämpfer«. Sie führten ihren Krankheitsverlauf ganz entscheidend auf ihren »Kampfgeist«, zurück. Eine tiefere Krankheitsauseinandersetzung lehnten sie ab, verleugneten sogar bedrohliche Aspekte und versuchten so weiterzuleben wie bisher. Zehn andere Patienten (30 Prozent) glaubten, ihre Genesung einer Einstellungs- und Verhaltensänderung zu verdanken. Sie hätten mit Gottvertrauen eine aktive Verantwortung für ihren Zustand übernommen. Die größte Gruppe – 18 Patienten (54 Prozent) – war überzeugt, dass bloße Verhaltensänderungen nicht ausgereicht hätten, sondern erst ihr veränderter Blick auf die eigene Existenz und deren Sinn, also ein tiefgreifender spiritueller Wandel, den entscheidenden Anstoß zur Besserung gegeben habe. Bei manchen Patienten entwickelte sich diese spirituelle Transformation aus Momenten tiefer Verzweiflung. Spirituell meint dabei nicht unbedingt religiös, sondern eine Suche nach Lebenssinn und Transzendenz, die auch unabhängig von einer religiösen Weltanschauung Kernelement der menschlichen Existenz ist.

Die von *Dr. Berland* interviewten Personen waren keine Patienten mit einer Spontanremission. Ihre Krankheit war, entgegen der ursprünglichen ärztlichen Meinung, ungewöhnlich günstig verlaufen. Ob die ärztliche Einschätzung immer sehr fundiert war, bleibt offen, da *Dr. Berland* in seiner Arbeit nicht auf die medizinischen Fakten der Patientengeschichten eingeht.

Psychologische Unterstützung und Krankheitsverlauf

Dr. Alistair Cunningham ist ein ernster, aufrechter Forscher, mit Sommersprossen, rotblonden Haaren und nachsichtig wohlwollendem Lächeln. Er hat lange Jahre als Immunologe in Australien gearbeitet. Irgendwann füllte ihn die Labortätigkeit nicht mehr aus. Er studiert Psychologie und zieht nach Kanada. Dort arbeitet er als Psychoonkologe an einem großen Lehrkrankenhaus. Er betreut Krebspatienten psychologisch und lädt einen Meister der Zen-Meditation ein, mit ihm und seiner Frau in seinem Haus zu leben. Eine Darmkrebserkrankung rückt bei ihm spirituelle Fragen weiter in den Vordergrund. Er startet ein sehr solides Forschungsprojekt, in dem eine Gruppe von Frauen mit metastasierendem Brustkrebs intensive psychologische Unterstützung bekommt. Aus seiner Erfahrung mit Krebskranken mit ungewöhnlich günstigem Krankheitsverlauf und aufgrund von Forschungsergebnissen, die in dieselbe

Richtung weisen, nimmt er an, dass eine längerfristige Gruppentherapie den Krankheitsverlauf der Teilnehmerinnen verbessern könne. In dem Gruppenprozess sollen die Krebsbetroffenen gemeinsam psychologische Bewältigungstechniken lernen, sich über ihre Krankheit austauschen können, sich gegenseitig stützen und dabei auch spirituellen Aspekten des Krankseins Raum geben. Hatte doch eine weniger intensive Gruppenarbeit mit Brustkrebspatientinnen an der kalifornischen Universität Stanford die Überlebenszeit der Teilnehmerinnen signifikant verbessert.[143] Diese Forschungsarbeit hatte weltweit enorme Aufmerksamkeit erhalten. Bei der Auswertung seines Forschungsprojektes konnte *Dr. Cunningham* jedoch kein längeres Überleben seiner Gruppenteilnehmerinnen im Vergleich zu einer Kontrollgruppe belegen, obwohl die Patientinnen die Unterstützung in der Gruppe als sehr hilfreich erlebten und manche mit einem grundlegenden Wandel ihrer Sicht des Lebens im Sinne einer spirituellen Transformation beeindruckten.[144] Auch in der Analyse sämtlicher vorliegender Studien ist ein Einfluss von bestimmten Bewältigungsmustern auf das Langzeitüberleben bei Krebs nicht schlüssig belegt.[145]

Spontanremissionen im Erleben der Betroffenen

Eine der wenigen kritisch fundierten Forschungsarbeiten, die psychologische Aspekte von Spontanremissionen behandelt, entstand in Heidelberg. Der japanische Gastforscher *Hiroshi Oda* wollte wissen, wie Krebsbetroffene mit einer Spontanremission ihren ungewöhnlichen Krankheitsverlauf erlebt haben und noch erleben. Schließlich konnte er mit zwölf Personen – sechs Frauen und sechs Männer – Gespräche führen, deren Krebserkrankung sich spontan zurückgebildet hatte. Er wählte einen narrativen Untersuchungsansatz. Dieser geht davon aus, dass Menschen in all ihren Handlungen und Wahrnehmungsvollzügen in Geschichten verstrickt, und dabei sowohl Autoren ihrer Selbst-Erzählung als auch deren Hauptakteure sind. Damit gehört die Fähigkeit, eine Lebensgeschichte erzählen zu können zur gesunden menschlichen Identität. Traumatische Erinnerungen können dann nicht bewältigt werden, wenn sie als »eingefrorene« Erinnerungen nicht in Worte gefasst und somit nicht in die eigene Lebensgeschichte integriert werden können. *Hiroshi Oda* war somit daran interessiert, wie die Krebskranken, die eine Spontanremission erfahren hatten, ihre gleichzeitig bedrohliche und ungewöhnliche Krankengeschichte zu einem Teil ihrer Lebensgeschichte gestalten. Die Analyse seiner Gespräche führten – sehr ähnlich wie in den Gruppen von *Dr. Berland* – zu drei Kategorien von Geschichten: »Geschichten des Abwehrkampfes«, »Geschichten der Gottesgnade« und »Geschichten der Selbsttransformation«.

Die sechs Geschichten des Abwehrkampfes entsprachen dem Typ »entschlossener Kämpfer« bei *Dr. Berland*. Wie bei ihm handelte es sich um vorwiegend »männliche« Geschichten: Vier der sechs Männer waren in dieser Gruppe vertreten. In den Geschichten des »Abwehrkampfes« wird die Krankheit als Eindringling gesehen, der durch gewohnte Lebensstrategien und eine »Stärkung der Abwehrkräfte« angegangen wird. Bestimmte von außen kommende Mittel – von der Naturheilkunde, bis zu *Simonton-Visualisierungen* – spielen bei der »Selbstheilung« die entscheidende Rolle. Ähnlich wichtig sind diesen Patienten soziale Beziehungen. Die »Warum ich?«-Frage gewinnt für sie keine Bedeutung, sondern wird eher als schwächliches oder schwächendes Jammern angesehen. Eine Änderung des Selbstkonzeptes durch die Krankheit findet nicht statt.

Ein typischer Vertreter dieses Abwehrkampfes ist der 63-jährige Herr *Knoll*, der seinen Magenkrebs überwunden hat:

»Ich muss sagen, ich habe früher ein bisschen mehr geraucht wie heute. Heute rauche ich wenig. Das habe ich also ein bisschen abgestellt. Aber sonst leben wir noch genauso wie vorher auch. Würde ich sagen, da hat sich also weiter nichts geändert. Ist natürlich klar, nach den letzten Resultaten, die ich hatte, dass man eben ein bisschen bewusster lebt, und sieht dann auch alles, alles ganz anders und freut sich über Sachen mehr, die sonst normal waren und so weiter.«[146]

Die drei Patienten mit einer »Geschichte der Gottesgnade« kämpften nicht aktiv ums Überleben. Sie erlebten ihre Genesung als göttliches »Wunder«. Die Krankheit wurde initial als Schock erlebt, dann auch als Prüfung, in der sie ihren Glauben an Gott verstärkten oder wiederfanden: »An Gott glauben und sonst nichts tun.« Die Genesung ist für sie dann Zeichen der Gottesgnade, sie seien in ihrer Krankheit geführt worden, so wie es die 61-jährige Frau *Weber*, nach der Spontanremission ihres malignen Melanoms beschreibt: »Eine Hand, die mich hält, und dahin führt, wo ich überall hin muss. Es war ganz einfach, ich wurde geführt.«[147]

Während bei *Dr. Berland* mehr als die Hälfte der untersuchten Patienten – ohne Spontanremission – einen Selbsttransformationsprozess durchlebt hat, gehören dieser dritten Gruppe in der Untersuchung von Dr. Oda lediglich 25 Prozent, also drei Personen an. Die Frage »Warum ich?« wird für sie in ihrer Krankheitsauseinandersetzung sehr zentral. Im Gegensatz zum Typ des »Abwehrkampfes« betrachten sie die Krebskrankheit nicht als Eindringling, sondern als Teil von sich selbst, als etwas Eigenes und als Signal, den bisherigen Lebensweg ändern zu müssen. Die frühere Selbststruktur dient als Antwort auf die »Warum ich«-Frage und wird im Kontrast zur neu entwickelten Lebenssicht geschildert. Die Spontanremission ist für diese

Menschen nicht ein bestätigender Sieg im Abwehrkampf, sondern eher ein Nebenprodukt der Transformation. Diese Menschen sind innenorientiert, betonen ihre Autonomie. Sie sind recht unabhängig von anderen Menschen und übernehmen Selbstverantwortung für ihr Leben. Ihre Spontanremission sehen sie nicht als Ergebnis von »abwehrsteigernden« Aktivitäten, wie in den Geschichten des »Abwehrkampfes«, und auch nicht als direktes göttliches Wirken, wie in den Geschichten der Gottesgnade. Der früher ausgeführte Fallbericht von Alfred *Schmidt*, der auch von *Dr. Oda* interviewt wurde, verdeutlicht eine derartige Geschichte eines Transformationsprozesses.

Dr. Oda sah in den »Narrativen«, also in der Art und Weise, wie die früheren Krebspatienten ihre Krankheit schilderten, eine Sinn gebende Funktion. Dabei können unkonventionelle Methoden, wie beispielsweise solche der Naturheilkunde, je nach Bewältigungstyp eine ganz unterschiedliche Bedeutung erlangen: Der Typ »Abwehrkämpfer« kann diese Methoden entscheidend für die »Steigerung seiner Abwehrkräfte« verstehen, während sie im Erleben des Typs der »Selbsttransformation« eher eine untergeordnete Rolle für den Krankheitsausgang spielen. Genauso hat *Dr. Oda* dargelegt, dass sich die objektiven Befunde und subjektiven Aussagen der Patienten keineswegs immer exakt entsprechen. Bei einer Frau beispielsweise, die sich ursprünglich bei ihm gemeldet hatte, weil sie überzeugt war, durch Selbstbehandlung und Selbsttransformation ihren Brustkrebs im Endstadium überwunden zu haben, lag bei näherer Prüfung nur ein gutartiger Brustknoten vor. Ein anderer Patient, dessen Prostatakarzinom eindeutig fortschritt, war überzeugt, durch psychotherapeutische Behandlung seine Krebserkrankung geheilt zu haben.

Auswertung von Laienberichten von Spontanremissionen

Unsere von der Deutschen Krebshilfe geförderte Nürnberger »Arbeitsgruppe Biologische Krebstherapie« hatte wiederholt ihr Interesse publik gemacht, ungewöhnliche onkologische Krankheitsverläufe zu erfassen und unvoreingenommen zu untersuchen. Als 1995 die populärwissenschaftliche Untersuchung von Spontanremissionen von *Marc Ian Barash* und *Caryle Hirshberg* unter dem Titel *Unerwartete Genesung* ins Deutsche übersetzt wurde, konnte die Nürnberger Arbeitsgruppe ein zusätzliches Vorwort sowie einen Meldebogen voranstellen. Damit sollten die Leser mit mir Kontakt aufnehmen können, die bei sich eine Spontanremission ihrer bösartigen Erkrankung erfahren hatten.

An die Nürnberger Arbeitsgruppe »Biologische Krebstherapie« gemeldete »Spontanremissionen« und deren Beurteilung		
verteilte Meldebögen (September 1997)		~ 15 000
an die Arbeitsgruppe zurückgesandte Meldebögen	23	(= 0,15 Prozent)
davon Patienten		(23 = 100 Prozent)
Definitionsgemäße Spontanremission	4	(17 Prozent)
Remission durch onkologische Therapie	13	(57 Prozent)
Stabile Krankheit ohne Therapie	1	
Krankheitsprogredienz	1	
Malignom nicht histopathologisch gesichert	3	(13 Prozent)
Sicher kein Malignom	1	

Ausgefüllt werden sollten auf der Rückseite Name, Kontaktadresse mit Telefonnummer, Geburtsdatum, Art der Erkrankung, Diagnosezeitpunkt, Zeitpunkt der vermuteten Spontanremission und Art der durchgeführten konventionellen oder unkonventionellen Therapie. Gefragt wurde aber auch nach Ursachenzuschreibungen, also der subjektiven Einschätzung, was den günstigen Krankheitsverlauf bewirkt habe. Gleichzeitig baten wir darum, die behandelnden Ärzte uns gegenüber von der Schweigepflicht zu entbinden. In der Regel erfolgte eine telefonische Kontaktaufnahme mit den Patienten, die um weitere Befundberichte gebeten wurden, oder es erfolgte eine direkte Rücksprache mit den mitgeteilten behandelnden Ärzten. Unklare oder unvollständige Informationen veranlassten oft mehrmalige ausführliche Telefonate, in denen wir nicht nur medizinische Fakten, sondern noch näher die subjektive Krankheitssichtweise erfragten.

Pat.	Geschlecht Geburtsj.	Diagnose	Beurteilung Durchgeführte mediz. Maßnahmen
K.D.	W 1925	Immunoblastisches Lymphom Stad. IV	Spontanremission (Chemoth.)
R.H.	M 1928	Malignes Melanom	Spontanremission (unkonvention. Th.)
S.A.	M 1955	Malignes Melanom	Spontanremission (unkonvention. Th.)
V.W.	M 1939	Nierenzellkarzinom	Spontanremission
D.P.	M 1928	Akute myeloische Leukämie	Remission durch Chemoth.
G.J.	W 1953	Leukämie (CMML)	Remission durch Chemoth.
M.I.	W 1937	Ovarialkarzinom	Remission nach Chemo- + Hormonth.
R.W.	M 1940	Larynxkarzinom	Komplette Resektion
F.R.	W 1951	Astrozytom Grad III	Stabile Krankheit nach OP + Strahlenth.
L.E.	W 1949	Mammakarzinom	Remission nach Strahlenth. + Chemoth.
S.B.	W 1937	Mammakarzinom	Remission nach Chemoth.
S.M.	W 1933	Mammakarzinom	Remission unter Hormonth.

Bei einer Auswertung nach zwei Jahren waren etwa 15 000 Exemplare der deutschen Buchausgabe verkauft und somit genauso viele Meldebögen verbreitet. An unsere Arbeitsgruppe waren aber lediglich 23 ausgefüllte Meldebögen zurückgesandt worden. Diese geringe Anzahl lässt bereits die Seltenheit von Spontanremissionen bei Krebs erkennen. Die an uns mitgeteilten Spontanremissionen bezogen sich auf zwölf Frauen und elf Männer, die zum Meldezeitpunkt zwischen 31 und 79 Jahre alt waren (siehe Tabelle).[148]

Bei drei Patienten war eine Krebsdiagnose gar nicht durch eine Gewebsprobe (histopathologisch) gesichert

Pat.	Geschlecht Geburtsj.	Diagnose	Beurteilung Durchgeführte mediz. Maßnahmen
F.A.	W 1949	Mammakarzinom	adjuvante Chemo-+ Strahlenth.
H.S.	W 1955	Mammakarzinom	adjuvante Chemo- + Strahlenth.
S.F.	M 1938	Kutanes T-Zell-Lymphom	Stabile Krankheit nach konventioneller Th.
W.G.	M 1958	Burkitt-Lymphom	Remission nach Chemoth.
S.K.	M 1930	Leukämie (CLL, Rai-Stad. II)	Stabile Krankheit ohne Th.
S.S.	W 1965	Ovarialkarzinom Figo III	wiederholte Chemoth. (13 J. Überleben)
K.H.	W 1954	Nieren-, Brust-, Schilddrüsentumor	Diagnosen nicht gesichert
R.K.	M 1919	Prostatakarzinom	Diagnose nicht gesichert
F.C.	W 1964	Cervix-Dysplasie Pap III	kein Karzinom gesichert
F.H.	M 1917	metas. Nierenzellkarzinom	Progredienz
H.H.	M 1946	Psychose	kein Malignom

und bei den gemachten klinischen Angaben sehr zweifelhaft. Ein weiterer Meldebogen berichtete keine Krebserkrankung, sondern eine psychische Erkrankung.

Nur bei vier der 23 berichteten Krankheitsverläufe konnte eine Spontanremission nach unserer Definition bestätigt werden. Bei 13 anderen Patienten lag zwar ebenfalls eine Remission vor. Diese war aber Ergebnis einer vollständigen Tumoroperation und/oder einer Strahlen- und Chemotherapie. Es handelte sich somit nicht um eine Spontanremission, sondern um das Ergebnis einer kompetenten onkologischen Behandlung, auch wenn sich einige Krankheitsverläufe günstig von der statistischen Mittelwertsprognose unterschieden. Die mittlere Überlebenszeit in Statistiken bedeutet ja nichts anderes, als dass jeder zweite Patient länger lebt.

Ungewöhnlicher ist der Krankheitsverlauf einer jungen Frau (*S. S.*) mit einem bei Diagnosestellung bereits fortgeschrittenen Ovarialkarzinom. Durch verschiedene Chemotherapien ließen sich wiederholt bis mehrere Jahre anhaltende Remissionen erzielen, bevor die Patientin knapp 13 Jahre nach der Diagnosestellung 32-jährig an der Krebserkrankung verstarb. Die Fernsehjournalistin *Monika Kirchner* hat ihren bewundernswerten Umgang mit ihrer Krankheit in einem von der Deutschen Krebshilfe geförderten, preisgekrönten Film[149] und in einem nachfolgenden Buch[150] aufgezeichnet.

Ein Patient mit in die Knochen metastasierendem Nierenkarzinom wies eindeutig keine Remission auf. Bei ihm war die Krankheit im Gegenteil seit Diagnosestellung fortgeschritten.

Subjektive Genesungstheorien der Patienten, die bei sich eine Spontanremission annahmen

Patient **»Worauf führen Sie Ihre Genesung zurück?«**

K.D. Akzeptanz des Todes bei Besuch in Lourdes, Gespräche mit Klinikseelsorger, Psychologen, gute Arzt-Patient-Beziehung, Ney-Tumorin

R.H. Modifizierte Imagination nach der Simonton-Methode, Palette der alternativen Therapien,in Einklang kommen mit mir selbst und Situation, einschließlich des möglichen Todes

S.A. Rückkehr zu mehr Eigenliebe und Selbstwertschätzung, Akzeptieren des Tumors als Teil des Selbst, »ganzheitliche Therapie«

V.W. Nicht bekannt

D.P. Nicht aufgeben, »Eigenblutmassage«

G.J. Unbeugsamer Lebenswille, Freunde, Tiere, Natur, Meditation, Wohlfühlrituale, Vitamine, Rote Beete, Bachblüten, Knoblauch

M.I. Keine Angabe

R.W. Intensive Beschäftigung mit Krankheit, Simonton-Methode, positives therapeutisches Umfeld, verschiedene alternative Heilmittel

F.R. Zu 60 Prozent Gespräche und Simonton-Übungen, zu 40 Prozent Bestrahlung

L.E. Gespräche, Lebensphilosophie, Meditation, Fasten, Yoga, Bachblüten- und Reiki-Therapie

S.B. Dem eigenen Gefühl vertrauen, eigene »blaue Träume« leben

S.M. 1990 nach 7. Operation gesagt: »Ich lasse jetzt nichts mehr machen, für mich ist Lebensqualität wichtiger als Lebenslänge, habe mich bewusst auf mein Ende vorbereitet.«

F.A. Eigeninitiative, Mut, Ungehorsam, Religion, Humor

H.S. Beste medizinische Versorgung und psychische Komponenten

S.F. Intensive psychologische Betreuung, Bearbeitung familiärer Probleme, Feststellen der eigenen Attraktivität und deren Resonanz bei Frauen, Klimatherapie

W.G. Chemotherapie und Simonton-Therapie und wütender Lebenswille

S.K. Katathymes Bilderleben, Diät

S.S. Langes Überleben durch Lebenshunger

K.H.   Dass ich Krankheit selbst in die Hand genommen habe. Simonton-Übungen, Hamer-Medizin, »energetische Therapie«

R.K.   Mentale Stärkung des Immunsystems

F.C.   Auseinandersetzung mit Krankheit, gesundheits-bewusstere Lebensweise, Stress-Reduktion, Aerobic, Simonton-Entspannung

F.H.   Überwiegend alternativmedizinische Behandlung

H.H.   Auf meine Kraft, die Kraft der Seele

Der Krankheitsverlauf bei einem weiteren Patienten mit einer chronisch lymphatischen Leukämie im Stadium II entsprach in dem berichteten Zeitraum dem häufig zu beobachtenden natürlichen Verlauf mit zwischenzeitlich kurzfristiger reaktiver Größenzunahme von Lymphknoten im Rahmen eines Infektes und anschließender Rückbildung bis zum Ausgangsbefund.

Fast alle Patienten führten ihren wirklich oder vermeintlich günstigen Krankheitsverlauf auf eine aktive Krankheitsauseinandersetzung und auf verschiedene unkonventionelle Behandlungsmethoden zurück. Lediglich ein Patient – *Walter Linke* –, der eine Spontanremission seiner Lungenmetastasen ohne eine spezifische Behandlung erfuhr, verneinte aktives Bewältigungsverhalten.

Mehr als die Hälfte der Rückmeldungen von angenommenen Spontanremissionen kam von Patienten, deren Remission durch eine kompetente onkologische Behandlung gut erklärbar war. In ihrem Erleben war die durchgeführte konventionelle Krebstherapie allein nicht in der Lage, eine anhaltende Tumorrückbildung zu bewirken. Sie sahen vielmehr in ihrem aktiven Krankheitsverhalten oder in einer zusätzlichen unkonventionellen Therapie die entscheidenden Gründe für den guten Krankheitsverlauf. Offensichtlich werden die Möglichkeiten und Erfolgsaussichten der modernen Krebstherapie von vielen Patienten unterschätzt. Dies zeigt, wie wichtig bei Erfolg versprechenden, aber immer komplexer werdenden Therapiekonzepten für Krebskranke verlässliche und verständliche Information über ihre Erkrankung, die vorgeschlagene Diagnostik, Behandlung, deren realistische Zielsetzung und über ihre eigenen Mitwirkungsmöglichkeiten sind.

Wenig erstaunt in der kleinen Patientengruppe die Betonung von aktiven Mustern der Krankheitsbewältigung, da das Ausfüllen und Absenden des Meldebogens eine aktive Haltung voraussetzt. Ein aktives Bewältigungsverhalten erweist sich durchaus für die längerfristige psychische Krankheitsauseinandersetzung als günstig, da damit Gefühle von Hilflosigkeit und Ohnmacht vermindert und auch Unterstützungsangebote leichter verfügbar werden.[151] Damit leben Krebsbetroffene in der Regel besser mit und nach ihrer Erkrankung. Bei den subjektiven Genesungstheorien der Patienten spielten Visualisierungsübungen *(Simonton-Methode)* eine große Rolle. Dies überrascht nicht, da dieser Ansatz in auflagenstarken Büchern und Programmen von Volkshochschulen bis hin zu Gesundheitsakademien plausibel propagiert wird.

Qualitativ unterschieden sich in dieser Untersuchung die von den Patienten mitgeteilten Genesungstheorien – die Wissenschaftler sprechen von »kausalen Attributionen« – nicht, gleich ob eine definitionsgemäße Spontanremission, ein durch die onkologische Therapie gut erklärbarer Behandlungserfolg, gar keine Remission oder überhaupt keine gesicherte Malignomerkrankung vorlagen. Wie gleichartig subjektive Genesungstheorien mit sehr unterschiedlichen Krankheitsverläufen einhergehen können, zeigen die Äußerungen zweier junger Krebskranker: Bei der Patientin *G. J.*, war Anfang 1996 eine chronische Leukämie (CMML) diagnostiziert worden. Eine Chemotherapie hatte eine Remission erreicht, die von der Patientin selbst an erster Stelle auf einen »unbeugsamen

Lebenswillen« zurückgeführt wurde. Sie verstarb jedoch bereits im nächsten Jahr und blieb somit mit ihrer Überlebenszeit unter der statistischen Erwartung. Mit »Lebenshunger« erklärte Frau *S. S.* sehr ähnlich ihren 13-jährigen Krankheitsverlauf mit einem metastasierenden Ovarialkarzinom. Die Genesungstheorien dieser beiden jungen Frauen sind eher alterstypisch als prognoseentscheidend.

Bei den meisten Meldungen lagen zwar Remissionen oder eine oft langjährige Rezidivfreiheit vor, jedoch keine Spontanremission. Fehleinschätzungen von Krankheitsverläufen als Spontanremissionen sind also häufig: In der eigenen Analyse waren nur bei 17 Prozent der Krebsbetroffenen, die bei sich von einer Spontanremission ausgingen, die notwendigen Definitionskriterien erfüllt. Ähnlich konnte der japanische Anthropologe *Dr. Hiroshi Oda* bei seiner mehrjährigen Forschungsarbeit in Deutschland zum Thema Spontanremissionen bei 101 Menschen, die von einer Spontanremission überzeugt waren, nur bei zwölf Krankheitsverläufen (zwölf Prozent) eine derartige Einschätzung nachvollziehen. Deutlich wird, wie unabdingbar fundiertes onkologisches Wissen ist, um bei Krankheitsverläufen Fehleinschätzungen als Spontanremissionen zu vermeiden.

Die Krankheitsverläufe von drei der vier Patienten, bei denen in der Auswertung der Meldebögen eine Spontanremission bestätigt werden konnte, sind bereits in früheren Abschnitten dieses Buches unter den Namen *Elisabeth Schiller*, *Walter Linke* und *Alfred Schmidt* breiter dargestellt.

Die vierte bestätigte Spontanremission bezog sich auf eine zum Meldezeitpunkt 72-jährige Frau (*K. D.*).

Bei ihr war im März 1984 ein hoch maligner Lymphknotenkrebs des Magens (immunoblastisches Non-Hodgkin Lymphom) in einer Universitätsklinik diagnostiziert worden. Der Magen war dann entfernt und das Operationsgebiet nachbestrahlt worden. Innerhalb von zwei Jahren kam es viermal zu Fernrezidiven, in der Schilddrüse, dem Unterbauch, der rechten Brust und der Haut, bei denen jeweils durch Chemo- und/oder Strahlentherapie erneut eine Vollremission erreicht werden konnte, die über zehn Jahre nach Beendigung der letzten Chemotherapie anhält. Langzeitremissionen eines hoch malignen Non-Hodgkin-Lymphoms sind nach wiederholten Rezidiven äußerst ungewöhnlich. Die Krebsspezialisten hatten bei der letzten milden Chemotherapie mit den Medikamenten *Ixoten* und *Kortison* nicht mehr auf eine Heilung abgezielt, sondern lediglich eine befristete Krankheitskontrolle erhofft. Der Krankheitsverlauf erfüllt somit die Definitionskriterien einer Spontanremission, auch wenn die Remission mit einer Therapie assoziiert war. Diese allein erklärt aber den weiteren Krankheitsverlauf nicht schlüssig. Möglicherweise haben bei der Patientin immunreaktive Abläufe im Rahmen einer Vereiterung der Lungenhöhle im Dezember 1986 und eine auf den gesamten Körper ausgebreitete Gürtelrose (generalisierter Herpes Zoster) im Februar 1989 zu der anhaltenden Remission beigetragen. Derartige infektassoziierte Spontanremissionen wurden wiederholt berichtet. Frau *K. D.* selbst schrieb 1997: »Die Heilung meiner weit fortgeschrittenen Krebserkrankung würde ich nicht als »Spontanremission« bezeichnen, aber doch als eine unerwartete Heilung, da trotz aller Therapien in kurzer Zeit immer wieder neue Rezidive auftraten, und Professor X. meinte: ›Die Prognose ist infaust.‹ Im Sommer 1986 kam die unerwartete, andauernde Vollremission. Warum? Ich kann es nicht genau sagen – vielleicht die Hoffnung auf ein neues alternatives Medikament. Und vielleicht auch die psychische Wende bei einem Besuch in Lourdes – die Akzeptanz meiner Krankheit mit baldigem Tod.«

Die von der Patientin vertrauensvoll geschätzten behandelnden Ärzte der Universitätsklinik überlegten in einem Arztbrief durchaus, inwieweit die »positive Einstellung der Patientin« zu dem günstigen Krankheitsverlauf beigetragen haben könnte. Frau *K. D.* hat ihr Krankheitserleben in einem Tagebuch anrührend skizziert.[152]

Weitere dokumentierte Spontanremissionen
In der folgenden Tabelle sind die Patienten- und Krankheitsmerkmale von 21 Krankheitsverläufen mit Spontanremission bei Krebs aufgelistet, die ich im Verlauf der letzten Jahre in Nürnberg dokumentiert habe. Einige Merkmale dieser Patienten sind untenstehend aufgelistet. Mit weniger als der Hälfte dieser Patienten waren eingehende Interviews möglich.

Basierend auf diesen Gesprächen und auf den angeführten wichtigen Forschungsarbeiten, besonders von *Warren Berland*, *Jan Schilder* und *Hiroshi Oda*, lassen sich die Patienten, die eine Spontanremission ihrer Krebserkrankung erfahren haben, in Hinblick auf ihre Krankheitsverarbeitung vier Gruppen zuordnen: »aktiver Kampf«, »existenzieller Wandel«, »religiöse Deutung«, »verstricktes Beobachten«. Es handelt sich um idealtypische Etikettierungen. Natürlich zeigen Krebsbetroffene der einzelnen Gruppen nicht selten auch Merkmale der jeweils anderen Gruppen.

Typ 1: »Aktiver Kampf«
Die aktiven Kämpfer betrachten ihre Krebserkrankung als eine von außen kommende Bedrohung ihres Lebens, gegen die es aktiv anzukämpfen gilt. Maßnahmen der Krebsabwehr, Abwehrsteigerung und aktives Krankheitsverhalten stehen deshalb ganz im Vordergrund. Die Frage »Warum ich?« spielt keine große Rolle. Eine Spontanremission

wird als »Sieg« und Bestätigung der eigenen Kampfstrategie erlebt, die es ermöglicht, im Großen und Ganzen, das Leben vor der Krankheit fortzusetzen. Nicht selten wird dieses eigene »erfolgreiche« Krankheitsverhalten medienwirksam als allgemeine Strategie gegen Krebs propagiert. Die meisten Bücher über unerwartete Krebsgenesungen berichten über derartige »aktive Kämpfer«.

Typ 2: »Existenzieller Wandel«
Die Patienten dieser Gruppe sehen in ihrer Krebserkrankung eine Botschaft des Körpers, dass er so nicht weiterleben kann. Die »Warum ich?«-Frage ist für diese Menschen sehr zentral. Sie ändern ihr Leben grundlegend, versöhnen sich auch mit der Möglichkeit, zu sterben. Eine Spontanremission betrachten diese Menschen nicht als das Ziel, sondern eher als das »Nebenprodukt« ihres existenziellen Wandels. Sie schildern ihre Lebensweise vor und nach der Erkrankung im großen Kontrast. Ein Beispiel für einen derartigen existenziellen Wandel:

Frau *Dr. Judith S.* arbeitet als junge Ärztin in einer Londoner Universitätsklinik und absolviert eben ihre fachärztliche Weiterbildung zur Pathologin. Wenige Wochen vor ihrem 27. Geburtstag wird bei ihr ein großer Tumor im Becken festgestellt. Bei der Operation findet sich eine kindskopfgroße Zyste ausgehend vom rechten Eierstock, der mit entfernt werden muss. Eine kleinere Zyste am linken Eierstock kann von diesem abgetrennt werden. Vier Tage nach der Operation erfährt die junge Ärztin den von ihren Kollegen des pathologischen Instituts erstellten Befund: »Zystisches Ovarialkarzinom«, das beide Eierstöcke befallen und rechtsseitig die Zystenwand bereits durchbrochen hat. Die Ärzte empfehlen deshalb eine erneute Operation, um den linken Eierstock und die Gebärmutter ebenfalls zu entfernen. Danach sollte eine Chemotherapie erfolgen. Die Patientin

21 dokumentierte Fallberichte von Spontanremissionen

	Geburtsj.	-M/W	Diagnose	CR/PR	Remissions-dauer	Remission von
1.	1955	M	Nierenzell-karzinom	CR	gesund 36+ J.	Residual-tumor
2.	1924	M	Nierenzell-karzinom	CR	† Rezidiv (17 Mon.)	Lungen-metas.
3.	1944	M	Nierenzell-karzinom	CR	† Apoplex (8 J.)	Leber-metas.
4.	1939	M	Nierenzell-karzinom	CR	Rezidiv (17 Mon.)	Lungen-metas.
5.	1926	W	Nierenzell-karzinom	CR	15+ J.	Lungen-metas.
6.	1934	W	Malignes Melanom	CR	† Rezidiv (4 J.)	viscerale Metas.
7.	1928	M	Malignes Melanom	PR	† Rezidiv (< 1 J.)	Lungen-metas.
8.	1955	M	Malignes Melanom	CR	gesund (5+ J.)	In-transit Metas.
9.	1929	M	Bronchial-karzinom	CR	† Rezidivfrei (10 J.)	Bauchwand-met. (Leber/Lungenmet.)
10.	1955	W	Magen-		† (3 Mon.)	Aszites
11.	1913	M	Magen-	CR	30+ J.	Primär-tumor
12.	1906	W	Kiefer-	CR	7+ J.	Primär-tumor
13.	1956	M	Neuro-	CR	11+ J.	Primär-tumor
14.	1961	W	Mesothe-liom	CR	8+ J.	Primärtu./Metas.
15.	1957	W	Ovarial-karzinom	CR	9+ J.	Peritoneal-metas.
16.	1918	M	CLL	PR	† Infekt (1 Mon)	Lympho-zytose
17.	1950	W	hoch malignes NHL	CR	7+ J.	Lymphome
18.	1949	W	Mamma-karzinom	CR	3+ J.	Primär-tumor
19.	1925	W	hoch malig-nes NHL	CR	10+ J.	Organbefall
20.	1952	W	hoch malig-nes NHL	CR	5+ J.	Hautknoten
21.	1919	M	hoch malig-nes NHL	CR	13+ J	Magenbefall

M = männlich, W = weiblich, CR = Vollremission,
PR = Teilremission, V = verstorben

lehnt ab: Sie werde zuerst einen Behandlungsversuch mit Homöopathie machen. Sie wolle doch noch Kinder haben.

Zu Hause bekommt sie das Gefühl, sie habe ihren Mann und ihre Schwiegereltern durch ihre Tumorerkrankung »beleidigt«. In dieser so verletzlichen und verletzten Phase reflektiert sie ihr bisheriges Leben: Ihre Eltern hätten sich kurz nach ihrer Geburt getrennt und seien ihr ganzes Leben nur mit sich und ihren »vielen Wehwehchen« beschäftigt gewesen. Sie habe Medizin wohl nur studiert, um deren Probleme lösen zu können. Seit ihrem 15. Lebensjahr habe sie immer ein Gefühl begleitet, dass ihr etwas Schreckliches zustoßen werde. Sie gesteht sich ein: »Ich lebe ein Leben, das nicht meines ist. Ich habe einen Beruf, der nicht meiner ist. Und ich habe einen Mann, der auch nicht meiner ist. Mein ganzes Leben ist nur Kummer.« Der jungen Frau kommt die Krebserkrankung wie ein Abklatsch ihrer Lebenssituation vor. Sie müsse deshalb den Krebs als einen Teil ihrer selbst sehen, den sie »natürlich« heilen müsse. Sie beginnt eine homöopathische Behandlung. Zudem bleibt ihr nur eine vegane Kost, weil ihr bei tierischen Nahrungsmitteln speiübel wird. Sie sucht sich einen jungianischen Psychotherapeuten, der mit ihr das Symbolhafte ihrer Krankheit erforscht. Und ein Buch wird ihr sehr wichtig: *You Can Fight For Your Life*[153], geschrieben vom amerikanischen Psychologen *Lawrence LeShan*, nach dessen Erfahrungen psychologische Unterstützung den Krankheitsverlauf bei Krebs günstig beeinflussen könne.

Acht Wochen später fühlt sich Frau *S.* schwach und ausgezehrt. Die zierliche Frau hat 7 kg Gewicht verloren. Sie lässt in der Klinik eine Bauchspiegelung durchführen. Die Ärzte sehen ihre Befürchtungen bestätigt: etwas gallertige Flüssigkeit in der Bauchhöhle. Darüber hinaus sind wie mit Samenkörnern die gesamte Beckenwand und die Unterseite des rechten Zwerchfells mit vielen kleinen Knötchen von bis 1,5 mm Größe überstreut. Die Gewebsproben bestätigen Metastasen des Ovarialkarzinoms. Die Patientin lehnt jedoch weiter die vorgeschlagene Chemotherapie oder Bestrahlung ab.

Stattdessen setzt sich Frau S. jetzt mit den Themen Leben und Sterben auseinander. Dabei wird sie von zwei »ganzheitlichen« Ärzten, die mit Handauflegen arbeiten, bestärkt, intuitiv »ihren« Weg zu gehen. Nach einigen Monaten hat sie das verlorene Gewicht wieder aufgeholt und fühlt sich kräftiger. Bei einer Ultraschalluntersuchung ist jedoch der linksseitige Eierstocktumor größer geworden. Sie lehnt weiter eine Operation kategorisch ab. Stattdessen fliegt sie für fünf Monate nach Australien. Sie möchte sich durch den naturheilkundlich tätigen Arzt behandeln lassen, dessen Buch *Liebe deine Krankheit: Sie hält dich gesund*[154] sie eben gelesen hat. Er hatte sich in England aufgehalten und einen ganzen Nachmittag mit ihr geredet, ihr klargemacht, dass sie geheilt werden könne, wenn sie nur ihren eigenen Weg gehe, gleich was andere dächten. Sie hatte durch ihn auch von zwei Frauen erfahren, die auf diese Weise ihren Eierstockkrebs überwunden hätten. Frau S. setzt sich in Australien weiter mit der »Botschaft« ihrer Krankheit auseinander. Sie hält sich an eine Rohkost-Diät und Kräutermedizin.

Dieses Programm intensiviert sie anschließend in Kalifornien. Sie zieht sich dazu allein in eine einsame, karge Berghütte zurück. Dort unterwirft sie sich weiter extremen Diäten, Saftkuren und Reinigungsritualen mit Einläufen. »Im Leben mit der Natur« erkennt sie für sich die »kosmische Einbindung ihrer Existenz, ein Kontinuum von Erde, Nahrung, ihrem Körper, Geist und Seele«. Nach einem Jahr ist der Tumor wie eine monströse Schwangerschaft vom Becken bis zum Rippenbogen hoch gewachsen. Ihr übriger Körper dagegen ist ausgemergelt. Trotz des großen Bauchtumors wiegt sie nur noch 40 kg. Sie kann sich kaum mehr auf den Beinen halten. Diese schmerzen sie sehr, weil der riesige Bauchtumor die Blutgefäße zu den Beinen abdrückt. Zehn Wochen lang erbricht sie zudem »fast ständig«. Es gibt Momente, in denen sie dann einfach daliegt, zu schwach, um zum Trinken den Mund zu öffnen, aber mit klarem Kopf, den der Gedanke einnimmt »So fühlt man sich also, wenn man stirbt«. Dann erinnert sie sich aber an ein symbolisches Bild, das sie begonnen hat zu malen, und ist sich sicher: »Ich kann noch nicht sterben, ich muss dieses Bild fertigbringen.«

Seit der Diagnose der Metastasen sind zweieinhalb Jahre vergangen, als der Bauchtumor anfängt, langsam kleiner zu werden. Die Beine werden wieder gut durchblutet. Frau S. nimmt an Gewicht zu, fühlt sich kräftiger. Sie empfindet sich jetzt als »eins mit der Natur und dem Kosmos« und fährt mit ihrer naturheilkundlichen Behandlung fort. In diese integriert sie Elemente der traditionellen chinesischen Medizin und erforscht durch Bewegung, Tanz und Malen ihre Körpersymptome.

Ein Jahr später ist sie innerlich zu einer Operation des Resttumors bereit. Der Chirurg beschreibt in seinem Untersuchungsbericht vor der Operation einen »mobilen Bauchtumor wie in der 30. Schwangerschaftswoche«. Bei der Operation selbst wird ein im Durchmesser 30 cm großer, vom linken Eierstock ausgehender Tumor mit dem Eierstock, der Gebärmutter und dem Bauchnetz entfernt. Das früher metastasenüberstreute Bauchfell erscheint makellos. Freie Flüssigkeit ist im Bauch nicht vorhanden. Histologisch ergibt sich bei dem großen zystischen Tumor ein mäßig differenziertes papilläres Ovarialkarzinom mit intakter Kapsel. Das Bauchfell ist auch mikroskopisch tumorfrei. Unter dem Mikroskop fallen lediglich bindegewebliche Narben im Sinne von »reaktiven fibrovaskulären Veränderungen« auf.

Acht Jahre nach dieser Operation treffe ich mich 1996 mit Frau S. persönlich. Es ist ein milder, aber regnerischer Februartag in San Francisco. Ich kann mir nur schwer vorstellen, dass diese zierliche Frau, die mir im Café des *Museum of Modern Art* gegenübersitzt, einmal 20 kg weniger wog. Sie hat inzwischen eine Ausbildung als Ärztin für

Naturheilkunde abgeschlossen und bemerkt mit einem ernsten Lächeln: »Ich bin zu empfindlich. Mir geht das Leiden meiner Patienten immer sehr nach. Manchmal denke ich daran, die Medizin ganz aufzugeben. Vielleicht sollte ich lieber Lehrerin werden.« Was habe sie damals nahezu starrköpfig auf ihren Weg beharren lassen, der aus einer ihr vertrauten medizinischen Sicht selbstmörderische Qual bedeutet habe, frage ich sie. »Ich musste meinen Weg finden. Der Krebs war symbolisch für meine Lebenssituation. Manchmal bekomme ich immer noch diesen sterbenden Blick, wenn ich die damalige Lebenssituation und Kindheitserlebnisse erinnere. Ich hab ein zweites Leben geschenkt bekommen. Die drei Jahre mit dem Bauchtumor waren für mich wie die dazu notwendige Schwangerschaft. Ich habe meinen Platz im Universum erkannt, wo Heilung nicht mehr wichtig war, sondern nur mein Weg.« Andere Menschen seien ihr auf diesem Weg dahingehend durchaus wichtig gewesen, indem sie zur Verfügung gestanden und ihren Weg respektiert oder sogar unterstützt hätten.

Frau S. hat ihren Krankheitsverlauf auf dem Heidelberger Symposium »Spontanremission bei Krebs« 1997 selbst vorgetragen.

Typ 3: »Religiöse Deutung«
Patienten dieser Gruppe setzen sich mit ihrer Krankheit vor einem religiösen Hintergrund auseinander, den sie möglicherweise in der Krankheit erst wiederentdecken. Eine Spontanremission deuten sie als Wunder, das an ihnen geschehen ist. Ihre Gebete oder die Fürbitten anderer Menschen seien erhört worden. Beispiele dafür sind bereits aufgeführt worden. Dogmatische Theologen werden das Konzept Spontanremission in Verbindung mit Glauben ablehnen, wie bereits das obige Zitat von *Wilhelm Schamoni* deutlich gemacht hat.

Typ 4: »Verstricktes Beobachten«

Patienten dieser Gruppe sind nicht fähig oder lehnen es ab, sich eingehender mit ihrer Erkrankung auseinanderzusetzen. Manche dieser Kranken – z.B. *Melanie Müller* und Säuglinge mit Neuroblastomen – sind kognitiv nicht in der Lage, ihre Krankheit richtig zu erfassen. Andere Patienten sind vor Angst gelähmt und möchten ihre Krankheit und deren Bedrohlichkeit verdrängen. Wieder andere Krebsbetroffene geben der Krankheit deshalb wenig Raum, weil »die Zukunft sowieso unsicher ist«. Sie müssten nehmen was kommt, also sei es besser, sich im Moment mit dem »Hier und Jetzt« zu beschäftigen. Sie erleben ihre Krankheit manchmal wie einen Film, den sie sich anschauen und dabei registrieren, dass sie darin mitspielen. Sie erleben sich also in eine fremd anmutende Geschichte verstrickt, die sie, wenn überhaupt bewusst, dann eher beobachtend registrieren. Eine Spontanremission ändert deshalb ihr Leben nicht wesentlich. Bildlich gesprochen verlassen sie mehr oder weniger erleichtert oder nachdenklich das Kino, in dem ihre Krankheitsgeschichte gezeigt wurde. Das Phänomen ihrer Spontanremission ist für sie genauso wenig wie die vorangegangene Erkrankung ein großes Thema. Eine weitere Krankheitsgeschichte soll diesen Typ des »verstrickten Beobachters« deutlich machen:

Frau *Maria Bergauer* arbeitet seit über 20 Jahren in der Produktion eines Metall verarbeitenden Großbetriebes. Zuvor war sie als Arbeiterin in einer Bleistiftfabrik beschäftigt gewesen. Das Leben hatte ihr nichts geschenkt.

Mit 22 Jahren hatte sie ihren Sohn geboren und allein großgezogen. Sie ist inzwischen 53 Jahre alt und wie so oft verbringt sie ein Sommerwochenende vor und in ihrem kleinen Häuschen einer Kleingartenkolonie. Einige Monate vorher hatte sie sich bei einem Autounfall einige Knochenbrüche zugezogen. Ansonsten kennt sie Krankenhäuser nur durch eine zehn Jahre zurückliegende Gebärmutteroperation. Jetzt verspürt sie starke Kolikschmerzen in der linken Flanke. Ihr Hausarzt bemerkt nach einigen Untersuchungen, dass die Niere »zerfressen« sei. Sie wird umgehend ins Krankenhaus gebracht und operiert: Die linke Niere muss entfernt werden, weil dort eine Krebsgeschwulst gewachsen ist. Es ist Juli 1979. Die Ärzte verneinen der Patientin gegenüber, dass ein bösartiger Tumor vorliegt. Frau *Bergauer* glaubt ihnen aber nicht, denn »sonst hätte es doch nicht so wehgetan«. Sie erholt sich rasch und wird nach Hause entlassen. Dort gesteht ihr der Hausarzt auf ihr Nachfragen die Krebsdiagnose und rät sehr ernst, sie solle sich »viel schonen, nicht viel in die Sonne gehen«. Sie wird berentet. »Ich habe genau das Gegenteil getan«, erzählt sie später. »Ich war in diesem Sommer von der Früh bis in die Nacht in der Sonne, habe in meinem Garten gewerkelt, sonst wär' ich nur ins Grübeln gekommen.« Im April 1981 zeigen sich bei einer Kontrolluntersuchung auf dem Röntgenbild in beiden Lungen mindestens vier haselnussgroße metastasentypische Verschattungen. Sie mache keinerlei Beschwerden. Deshalb raten die Krebsspezialisten im Tumorzentrum vorerst zu keiner Behandlung. Bei einer Kontrolle vier Monate später stellen sich die Metastasen kleiner dar, bei einer weiteren Kontrolle nach wieder vier Monaten sind sie größenmäßig noch weiter geschrumpft. Zu den weiteren Kontrollterminen im Tumorzentrum erscheint sie nicht mehr. Die Onkologen verlieren im hektischen Behandlungsalltag die Patientin aus dem Gedächtnis. Ihr Internist macht aber weiter Röntgenkontrollen. 1983 seien die Metastasenschatten dann ganz verschwunden gewesen, berichtet er später. »Ich habe von den Ärzten erfahren, dass da Schatten auf der Lunge sind. Nein, Angst habe ich nicht gehabt. Habe mir gedacht: Das habe ich und da lebe ich damit. An irgendwas stirbst' halt. Habe aber nicht weiter über die Krankheit nachgedacht. Wenn mich Leute auf die Krankheit angesprochen haben, bin ich sogar böse ge-

worden. ›Noch leb' ich. Was wollt ihr denn?‹ hab ich dann er-
widert. Ich war jeden Tag im Garten, mein Garten hat mich ge-
rettet! Ich war immer an der Sonne, obwohl mir's verboten war.
Ich war ganz schwarz von der Sonne. Die hat wohl den Lungenkrebs rausgebrannt.«

Seit der Krebsdiagnose sind inzwischen 19 Jahre vergangen und der Hausarzt von Frau *Bergauer* hatte nach einem
Bericht über das Interesse unserer *Arbeitsgruppe Biologische Krebstherapie* an Spontanremissionen zum Telefon-
hörer gegriffen. Ob wir uns der Patientin *Maria Bergauer*
erinnerten, die vor 17 Jahren mehrfach in unserer Klinik-
ambulanz untersucht worden sei? »Wissen Sie, für mich ist
das ein Wunder. Ich bin religiös eingestellt. Ich hab' sie
darauf angesprochen, dass Gott hier ein Wunder gewirkt
habe. Aber meine Maria hat's gar nicht mit der Religion.
Die hat das einfach hingenommen. Wie hab' ich all die
Jahre an sie hingeredet, sie solle das Rauchen aufhören,
wenn ihre Lunge schon geheilt worden sei. Aber sie
qualmt immer noch wie ein Schlot.«

Jetzt sitzt Frau Bergauer mir gegenüber. Am Telefon hatte sie auf
meine Frage lange gezögert, ob sie zu einem Gespräch bereit
sei. Nun ist sie doch nach knapp 17 Jahren erneut in die Klinik-
ambulanz gekommen. Mir gegenüber sitzt eine drahtige, grau-
haarige Frau. Sie ist inzwischen 71 Jahre alt. Ich habe mir die früheren Befunde herausgesucht. Die jetzige Untersuchung ergibt
lediglich Hinweise auf eine leichte Herzschwäche. Das Lungenröntgenbild bietet keinerlei Tumorhinweise. Lediglich die Über-
blähung der Lunge machte deutlich, dass die vielen Zigaretten
nicht ohne Spuren inhaliert worden sind. Auf die Frage nach ihrer früheren Krebserkrankung spielt sie fast verlegen mit den
Händen auf ihrem Schoß: Es sei alles so lange her. Dann setzt
sich in ihren Erinnerungen eine gewinnende humorvolle Gelas-

senheit durch. Nein, sie habe sich damals nicht »reingesteigert«. Gedanken über ihre Krankheit habe sie sich nicht gemacht: »Die Krankheit war kein Thema.« Ihr Sohn und ihre Schwester hätten mehr Angst gehabt. Gelesen habe sie nichts über Krankheiten. »Ich lese nicht mehr als ich muss. Ich weiß nicht, ich habe nichts gemacht. Ich habe gegessen und getrunken, wie vorher auch, ganz normal.« Ja, sie rauche, seitdem sie sich mit 40 Jahren von ihren Arbeitskolleginnen dazu habe verführen lassen. Und ein Schachtel Zigaretten am Tag sei es leider immer noch. Ihre Gartennachbarn, ihr Sohn, die beiden Enkelkinder und ihre Schwester seien während ihrer Krankheit schon wichtig gewesen. Weil die sich normal verhalten hätten. Ob sie eine religiöse Einstellung habe, frage ich. »Ich bin ehrlich. Ich geh' das ganze Jahr nicht in die Kirche, nur an Silvester. Ich denk' halt an unseren Herrgott manchmal, wenn er mir in den Kopf kommt.«

Es gibt keine »Spontan-remissionspersönlichkeit«

> *»Nicht müde werden*
> *sondern dem Wunder*
> *leise wie einem Vogel*
> *die Hand hinhalten.«*
> Hilde Domin

Diese vier Typen der Krankheitsauseinandersetzung sind nicht spezifisch für Krebskranke, die eine Spontanremission erfahren. Die gleichen Verhaltensmuster findet man auch bei Krebsbetroffenen, die durch eine kompetente Tumortherapie eine Remission oder gar eine Heilung ihrer Krankheit erreichen, genauso aber auch bei Patienten, deren Krankheit fortschreitet und die daran sterben. Bei ernsthafter Analyse der vorliegenden Forschungsergebnisse, einschließlich der eigenen Untersuchungen, kann das ungewöhnliche Phänomen einer Spontanremission bei Krebs ursächlich nicht vorrangig auf bestimmte psychische, psychosoziale oder psychospirituelle Faktoren, also nicht auf psychologische Krankheitsbewältigungsmuster, Persönlichkeitsmerkmale, Verhaltensweisen oder willentliche Anstrengungen zurückgeführt werden. Genauso wenig wie eine jahrzehntelang immer wieder beschriebene »Krebspersönlichkeit« der soliden psychoonkologischen Forschung standhielt,[155] gibt es keine hinreichenden Belege für eine »Spontanremissionspersönlichkeit«.

Subjektive Genesungsgeschichten dürfen weder ohne Weiteres mit der »Wahrheit« des Krankheitsverlaufes gleichgesetzt noch als Ursache von Spontanremissionen interpretiert werden. *Dr. Oda* schreibt zusammenfassend in seiner Untersuchung:

»Durch die Erforschung kleiner Patientenkollektive (...) kann und darf man nicht die verallgemeinernde Aussage machen, dass Menschen mit Spontanremissionen eine Gemeinsamkeit X haben. Eine derartige Verallgemeinerung kann in der Öffentlichkeit zu der problematischen Tendenz führen, Menschen mit Spontanremission zu idealisieren und deren vermeintliche Gemeinsamkeiten zu moralisieren. Eine Spontanremissionsforschung mit solcher Tendenz kann den ›Mythos der Spontanheilung‹ reproduzieren, die verbreitete Stigmatisierung der Krebsbetroffenen (Sonntag 1978[156]) weiter stärken und somit eine rationale Kommunikation bezüglich der Krebserkrankung verhindern.«[157]

Krebskranke, die eine Spontanremission oder gar eine Spontanheilung erfahren, sind als Personen und in ihrem Krankheitsverhalten so unterschiedlich wie andere Krebskranke auch. Das sollte Krebsbetroffenen Mut geben, sich selbst in ihrer Einmaligkeit mit all ihren individuellen Stärken und Hoffnungen ernst zu nehmen.

Alltägliche Wunder –
Leben mit Krebs

»Hoffnung ist eben nicht Optimismus. Es ist nicht die Überzeugung, dass etwas gut ausgeht, sondern die Gewissheit, dass etwas Sinn hat – ohne Rücksicht darauf, wie es ausgeht.«
Václav Havel

Leben! Ich hatte Krebs und wurde gesund[158], *Ich habe mir einen Olivenbaum versprochen*[159] oder *Ich lebe und ich liebe. Die Geschichte meiner Heilung*[160], *Ich zieh den Mut an wie ein neues Kleid. Wie ich den Krebs überlebte*[161], *Diagnose Krebs: 50 Erste Hilfen*[162] und *Tour des Lebens. Wie ich den Krebs besiegte und die Tour de France gewann*[163]. Im Behandlungsalltag macht bereits ein Blick auf die Wartezimmer- oder Krankenbettlektüre der Patienten sehr offensichtlich, wie weitverbreitet Bücher von und über Menschen sind, die wider ihre Erwartung ihre Krebskrankheit überwunden haben. Manche dieser Bücher suggerieren Genesungsmodelle im Sinne von *Ich suchte meine Seele und wurde gesund*[164]. Einige der Bücher sind anrührende und für andere Krebsbetroffene hilfreiche Schilderungen, wie Menschen nach der Konfrontation mit einer lebensbedrohlichen Realität, die ihnen gleichsam den Boden unter den Füßen entzog, wieder festen Tritt in ihrem Leben fassen. Andere Autoren neigen eher dazu, ihren individuellen Weg in und mit ihrer Krankheit zu verallgemeinern. Manche der in derartigen Büchern geschilderten Krankheitsverläufe sind heute nicht überraschend, sondern Ergebnis einer kompetenten Krebstherapie. Diese wird manchmal nur in Nebensätzen erwähnt oder in ihrer Bedeutung stark herabgestuft. Viele Menschen betrachten eine Krebsdiagnose heute immer noch als sicheres Todesurteil und ein Überleben als »Wunder«. Dies wurde auch in unserer Dokumentation von Spontanremissionen deutlich.

Das Phänomen Spontanremission gibt Krebskranken Hoffnung. Zeigt es doch, dass auch in der Konfrontation mit einer fortgeschrittenen Krebserkrankung, bei der die Ärzte keine Heilungschancen mehr sehen, die Zukunft genauso wenig sicher vorausgesagt werden kann, wie bei anderen Menschen auch. Diesen Aspekt unterstrichen immer wieder Zuschriften, die meine Kollegen und ich nach Fernsehsendungen oder Zeitungsberichten zum Thema Spontanremissionen bei Krebs erhielten. Die meisten Briefe waren einfach ein »Dankeschön« dafür, dass wir uns für das ungewöhnliche Thema interessierten. Dann gab es auch Schreiben von Ärzten, die sich erinnerten: »Ja, ich habe vor Jahren auch mal einen Patienten erlebt, der wider alle Erwartung von seinem Krebs genesen ist.« Daneben erhielten wir auch ausführlich die vielfältigsten Krebstheorien zugesandt, nicht selten verbunden mit einem mehr oder weniger deutlichen Rüffel:

»Ich bin nur ein Laie, aber ich kann diese Verblüffung der Ärzte nicht verstehen, denn ich bin als ungebildeter Laie durchaus in der Lage geistig nachzuvollziehen, was in solchen Fällen geschieht.«

Etwas ratlos machte uns die ehrliche Mitteilung einer älteren Frau, dass sie die Sendung nur »zufällig« (?!) gesehen habe, denn

»Sie müssen wissen, dass ich zu den Menschen gehöre, die äußerst selten fernsehen. Es wurde über spontane Heilung gesprochen und anschließend wurden auch Sie dazu befragt. So unbegreiflich dies auch ist, so befremdlich könnte das Folgende auf Sie wirken.

Ich sah hinter Ihrer linken Schulter Ihren verstorbenen Kollegen Dr. F. Sauerbruch, in der Mitte eine Klosterfrau mit einem Säugling auf ihren Armen und zu Ihrer rechten Seite eine Frau mit wunderschönen langen Haaren, in einem Alter von etwa 30 bis 40 Jahren. Nach meinem Empfinden müsste diese Person mit Ihnen familiär in Verbindung gestanden haben.

Die spontanen Heilungen in Ihrer Klinik könnten mit diesen drei Verstorbenen in Zusammenhang stehen. Darüber hinaus müssten Ihnen schon des Öfteren Dinge passiert sein, die mit reinem Verstand nicht erklärbar waren. Ich hoffe, dass Sie mir diese Zeilen nicht übel nehmen, aber das Bild war für mich so beeindruckend, dass ich Ihnen dies mitteilen musste.«

Meine Kollegen der Nürnberger »Arbeitsgruppe Biologische Krebstherapie« und ich haben immer versucht, alle ernst gemeinten Zuschriften auch wirklich ernst zu nehmen, diese nicht vorschnell zu werten, sondern dankbar zu respektieren. Wir wollten mehr über die unterschiedliche Wirklichkeit der Menschen erfahren, die bereit waren, uns zu helfen, als Ärzte das Phänomen Spontanremission besser zu verstehen. Wir haben dadurch auf manchmal ungewöhnliche Weise sehr viel gelernt. Vor allem auch dahingehend, wie sehr sich die Denkwelten von Kranken und ihren Ärzten oft unterscheiden, ohne dass Letzteren dies bewusst wird.

Nicht selten erlebten Patienten, die nach ihrer Spontanremission den Arzt aufsuchten, der ihnen die aussichtslose Krankheitssituation mitgeteilt hatte, sogar Unmut von Seiten des Arztes.

Dr. Oda berichtet in seiner Untersuchung von einer Frau, die in jungen Jahren wegen eines Ovarialkarzinoms operiert und deren spätere Bauchfellmetastasierung bereits mehr als zehn Jahre verschwunden war. Als sie sich wieder bei ihrem früheren Arzt vorstellte, habe der ihr anfangs klarzumachen versucht, dass es so was nicht gäbe. Er führte sogar eine Bauchspiegelung durch, erinnert die frühere Patientin: »Dann haben sie die Laparoskopie gemacht, und da kam er. Ich finde, anstatt dass er sich gefreut hätte, dass es einem gut geht. Hat er gesagt: ›Na ja wir haben halt nichts gefunden.‹ Und da habe ich gesagt: ›Sehen Sie, das was ich gemacht hab, war doch gut.‹ Dann hat der gar nichts mehr gesagt und ist in sein Zimmer zurück und hat die Tür zugeschmissen.«[165]

Aber es gibt auch andere Reaktionen, wie beispielsweise die Hausärztin von *Alfred Schmidt*, die sich mit ihrem Patienten einfach menschlich freut:

»Er sagte: ›Ja, schauen sie mal, diese Tumore gehen zurück.‹ Da habe ich gedacht, er hätte es gerne, er würde es jetzt gern hören, dass es so ist. Und als er sich dann ausgezogen hatte und ich die Innenseite des Knies, den Oberschenkel getastet habe, da war es tatsächlich so: Sie waren nur noch erbsengroß, und viele waren gar nicht mehr da. Das konnte ich nicht glauben. Es war so schön, einfach schön. Das ist nicht üblich. Das ist absolut nicht üblich.«

Neben den Krankheitsverläufen mit Spontanremission habe ich eine ganze Anzahl von sehr eindrucksvollen, statistisch extrem unwahrscheinlichen Langzeitremissionen von bereits sehr fortgeschrittenen Krebserkrankungen dokumentieren können, die durch eine Bestrahlung oder Chemotherapie erreicht worden waren. Bei diesen Krankheitsverläufen lag also keine spontane Tumorrückbildung vor, sondern die Therapiemaßnahmen erreichten eine Remission. Eine solche für sich war in der jeweils aussichtslos erscheinenden Krankheitssituation dieser Patienten schon ungewöhnlich. Völlig ungewöhnlich war dann das Fortdauern dieser Remissionen auch nach vielen Jahren.

Auf derartig ungewöhnliche Krankheitsverläufe kann man stoßen, wenn in wissenschaftlichen Arbeiten nicht nur mittlere Überlebenszeiten beschrieben werden:

> Von 431 Patienten, deren kleinzelliges Bronchialkarzinom zum Diagnosezeitpunkt bereits inoperabel weit fortgeschritten war, überlebten fünf Patienten (1,2 Prozent) mehr als zehn Jahre. Statistisch verbleibt Patienten mit dieser aggressiven Form eines Lungenkrebses in dieser Situation eine mittlere Überlebenszeit von acht bis elf Monaten.[166]

Derart unerwartet günstige Therapieerfolge verdienen in der Medizin mehr Aufmerksamkeit. Sie sind genauso »wundersam« wie das Phänomen einer Spontanremission.

Sind Menschen, denen etwas Ungewöhnliches widerfährt, ungewöhnliche Menschen? Zeichnet etwa Menschen, die als Einzige einen Flugzeugabsturz überleben oder zu den wenigen Überlebenden eines Konzentrationslagers gehören, etwas Besonderes aus? Oder verändern sie sich und ihre Lebenseinstellung, weil sie entgegen allen Chancen dem Tod entgangen sind? Beziehen sich die außergewöhnlichen Phänomene von Spontanremissionen auf Krebskranke mit einer außergewöhnlichen Persönlichkeit? Nein, auch außergewöhnliche Menschen sterben an Krebs. Und andererseits verdienen die vielen Menschen, die mit allen Höhen und Tiefen, mit Ängsten und Hoffnungen über Monate und Jahre mit und trotz ihrer unheilbaren Krebserkrankung »Normalität« leben, Bewunderung und Anerkennung. Sie vollbringen täglich »Wunder«, um ihre Krankheit nicht zu ihrem Leben werden zu lassen.

Was können Krebskranke Hilfreiches für sich tun?

Wie sollten wir antworten auf die vielen Anfragen von Krebsbetroffenen, was sie tun könnten, um eine Spontanremission zu bekommen oder zumindest die Chance dafür zu steigern?

Eine unheilbare Krebserkrankung lässt nach Hoffnungsankern suchen, auch nach rettenden Strohhalmen. Ein türkisches Sprichwort geht noch weiter: »Ertrinkende klammern sich auch an ein Krokodil.« Die kritische und seriöse Wertung aller Forschungserkenntnisse über Spontanremissionen resultiert jedoch in keiner Methode oder Verhaltensweise, die Krebskranken mit der Zielsetzung empfohlen werden kann, die Wahrscheinlichkeit einer Spontanremission zu erhöhen. Dagegen lassen sich aus diesen Forschungsergebnissen und auch aus den Gesprächen mit Menschen, die eine Spontanremission ihrer Krebskrankheit erfahren haben, viele Empfehlungen aussprechen, wie das Leben mit und trotz der bedrohlichen Krankheitsrealität besser gelingt:

- Suchen Sie sich einen Krebsspezialisten (Onkologen), bei dem Sie sich fachlich und menschlich gut aufgehoben fühlen, der mit Ihnen nicht nur entscheiden kann, was machbar ist, sondern was von dem Machbaren Ihnen nützen kann.
- Suchen Sie sich auch einen Hausarzt, der für Sie da ist, wenn Sie ihn brauchen.
- Überlegen Sie, was Ihnen wichtig ist, was Ihre Hoffnungen sind, was Sie am und im Leben hält.

- Räumen Sie diesen wichtigen Dingen Zeit und Platz in Ihrem Leben ein.
- Ändern Sie die Dinge, die Sie ändern wollen und erhalten und wertschätzen Sie die Dinge und Personen, mit denen Sie glücklich sind.
- Überlegen Sie, auf wen in Ihrem Umfeld Sie sich verlassen können, wer auch mal Tränen aushält, mit wem Sie »ungefiltert« reden können auch über Seins- und Sinnfragen ihres Lebens.
- Es ist normal, wenn Sie zwischendurch Angst überfällt oder Sie in ein Stimmungstief fallen. Ein Problem ist, wenn Sie in der Angst oder im Stimmungsloch stecken bleiben. Dann holen Sie sich kompetente psychoonkologische Hilfe.
- Haben Sie Mut, realistisch Hoffnungen zu leben und Pläne zu verwirklichen. Sie können mehr gewinnen als verlieren!
- Achten Sie auf eine für Ihre Situation gesunde und ausreichende Ernährung.
- Spüren Sie sich positiv in Ihrem Körper, achten Sie auf regelmäßige Bewegung, soweit wie möglich.
- Geben Sie Ihrer Krankheit nur den Raum, der notwendig ist. Die Krankheit ist nicht Ihr Leben!
- Entdecken Sie sich selbst. Achten Sie darauf, was Ihnen gut tut.
- Achten Sie bei allen Ratschlägen und Empfehlung darauf, was für *Sie* stimmig ist.
- Leben Sie *Ihr* Leben, nicht das Leben von anderen!

Diese Empfehlungen haben sich in der Krankheitsauseinandersetzung von Krebskranken bewährt, unabhängig davon, ob nach der Diagnose die Chance einer Heilung bestand oder nicht. Viele Krebskranke, die eine Spontanremission erfahren durften, haben sich nach gleichartigen

Leitsätzen verhalten. Damit sind diese Leitsätze aber keine Gewähr für eine Spontanremission. Einige Patienten mit einer Spontanremission sahen sogar die Überwindung ihrer Erkrankung zweitrangig zu ihrer neu gewonnen Lebenssicht. Der japanische Anthropologe *Dr. Hiroshi Oda* formuliert dieses Ergebnis seiner Forschungsarbeit in Deutschland zum Phänomen Spontanremission wie folgt:

»Ein Mensch bewältigt nicht nur das Negative, sondern er verwirklicht auch aktiv das Positive: sein Wohlbefinden, sein Lebensziel, einen Traum, gute Beziehungen, die Entfaltung seiner Persönlichkeit, das Wachstum oder das persönliche Potenzial. Die Orientierung an der Bewältigung übersieht die andere Seite des Lebens.«[167]

Am Tag, an dem ich mir vorgenommen hatte, die letzten Zeilen des Vorläufers zu diesem Buch zu schreiben, begegnete ich Herrn *Andreas Kiefer*. Er ist nach Nürnberg zu einer überregionalen Fortbildungsveranstaltung für Kranken- und Altenpflegekräfte gekommen, die sich mit künstlicher Ernährung beschäftigt.

Herr *Kiefer* steigt mit seinen knapp 84 Jahren aufrecht und trittfest hoch zum Podium des Tagungssaales, schiebt die Mikrophone zurecht und demonstriert mit fester Stimme und dem Bauernwitz eines Viehhändlers einen Schlauch, der ausgehend von einer Umhängetasche in Gürtelhöhe in seiner Anzughose verschwindet. Seit 15 Jahren könne er keine Nahrung mehr schlucken und seitdem ernähre er sich mit Nährstofflösungen über diese Sonde, die durch die Bauchhaut direkt in den Magen führt. Fünf bis sechs Flaschen der Sondenkost verabreiche er sich täglich. Das hindere ihn nicht, immer noch täglich in seiner kleinen Landwirtschaft zu arbeiten. Im Sommer sei es auf den Feldern manchmal tagsüber recht heiß. Da brauche der Körper schon mehr Flüssigkeit. Er erlaube sich dann durchaus auch »ein bis zwei Halbe Bier über die Sonde«. Der Humor von Herrn Kiefer überträgt sich auf seine Zuhörer, die ihm Beifall klatschen, den er genießt. Ich erinnere mich an Herrn Kiefer: Vor 15 Jahren war bei ihm ein großer Lymphknoten aus der linken Achselhöhle entfernt worden. Diagnose fortgeschrittener Lymphknotenkrebs: »hoch malignes zentroblastisches Lymphom«. Die Krankheit hatte die Lymphknoten zwischen beiden Lungen und Lymphknoten im Bauchraum befallen und bereits auf Speiseröhre und Magen übergegriffen. Eine Chemotherapie wurde nach zwei Behandlungskursen erfolglos abgebrochen. Es waren zwar schwere Nebenwirkungen aufgetreten, die Tumorknoten hatten aber weiter an Größe zugenommen und den Mageneingang verschlossen. In den nächsten Monaten war darauf wiederholt mit Laserstrahlen der Mageneingang wieder etwas freigelegt und mit einer Sonde aufgedehnt worden. Nach Komplikationen hatten sich dann die Chirurgen entschlossen, eine Ernährungssonde durch die Bauchwand direkt in den Magen zu legen. Zwei Jahre später war ein damals 70-jähriger, gesund wirkender Mann zu einer Kontrolluntersuchung in unserer onkologischen Ambulanz am Nürnberger Klinikum erschienen. Die Untersuchung konnte keine Tumorzeichen mehr nachweisen, obwohl zwischenzeitlich keine weitere Krebstherapie erfolgt war. Die untere Speiseröhre und der Mageneingang waren narbig zugewachsen, aber mit der Sondenernährung kam der Patient gut zurecht. Selbst schwere Arbeiten, wie Holzhacken, seien kein Problem.

Acht Jahre später las ich den Befundbericht eines Kreiskrankenhauses: Ein ausgebrochener Stier hatte den fast 78-jährigen Herrn Kiefer auf die Hörner genommen und durch die Luft geschleudert, sodass er mit zahlreichen Knochenbrüchen und schweren Lungenquetschungen liegen blieb. Vier Wochen lang musste er auf einer Intensivstation künstlich beatmet werden. Die Ärzte führten auch eine Spiegelung des Magens über die

Sondenöffnung und der nach unten verschlossenen Speiseröhre durch. Die entnommenen Gewebsproben erbrachten keinen Tumorhinweis mehr. Der Brief des Chefarztes endete: Wie
ich gehört habe, ist Herr *Andreas Kiefer* [Name geändert] mitt-
lerweile wieder in seiner Landwirtschaft tätig, mit dem Traktor
unterwegs und freut sich des Lebens – man könnte fast meinen,
er hat drei Leben oder eine enorme geerbte Vitalität.«

Seitdem sind schon wieder mehr fünfeinhalb Jahre vergangen. Herr *Kiefer* steht mir gegenüber, mit seinem noch vol-
len grauen Haar, verschmitzt lächelnd, so wohlauf und
rüstig, wie es sich Menschen für dieses Alter nur wünschen
können. Nur eines kennt Herr *Kiefer* nicht: Den Begriff
Spontanremission.

Zum Abschluss drei Gedichte

von Susanne Szentandrási

Steinig ist der Weg

Sie haben mich am Leben erhalten auf der Intensivstation.
Mit allen Regeln der ärztlichen Kunst.
Doch ich habe mich noch nie so schwach gefühlt wie
    danach.
Ich kann nicht mehr laufen.
Ich kann nicht mehr essen.
Für jedes Wort benötige ich unendlich viel Kraft.
Jeder Besuch ist mir zu viel.
Nur die Hilfe und Wärme meiner Allernächsten benötige
    ich bitter.
Denn ich muss mich wieder aufrappeln, sonst gehe ich
    zugrunde.
Drei Schritte vorwärts, zwei zurück.
Es geht so langsam.
Ich scheine kaum vorwärts zu kommen,
ich bin ungeduldig.
Der Weg ist steinig.
Ich falle.
Immer wieder.
Steh auf, sonst kommst du nie voran!
Es kostet mich so unendlich viel Kraft.
Wie viel Steine sind da noch in meinen Weg gelegt?

Doch dann kann ich es wieder.
Essen, Sprechen, Laufen, …

Meine erste Runde mit dem Fahrrad wird zu einem
    rauschenden Erlebnis.
Ich hätte nicht geglaubt, dass ich das noch mal könnte.

Wären da nicht die Steine gewesen, wer hätte mich gelehrt,
wie schön etwas so Alltägliches sein kann?

Angst

Manchmal überkommt mich die Angst.
Vor allem dann, wenn ich Schmerzen habe oder
    Ich mich schwach fühle.
Es ist die Angst vor dem Sterben, nicht vor dem Tod.
Es ist die Angst vor dem Verabschieden.
Es ist die Angst vor dem Dahinsiechen müssen.
Es ist die Angst davor, sein Leben nicht mehr unter
Kontrolle zu haben.
Es ist die Angst, sich nicht mehr bewegen zu können.
Es ist die Angst vor Schmerzen.

Die Angst ist groß.
Bis mir jemand sagt:
Keiner weiß, was die Zukunft bringt.
Manchmal kommt alles ganz anders.
Was soll ich die Angst mein Leben bestimmen lassen?
Vielleicht habe ich nicht mehr viel davon.
Aber das Leben, das ich noch habe, möchte ich genießen.
Ohne Angst.

Momente des Glücks

Ich bin so glücklich.
Manchmal kommt es ganz plötzlich und unerwartet.
Meine Glücklichkeit geht durch meinen ganzen Körper
    und meinen Geist.
Ich könnte weinen vor Freude.
Luftsprünge machen. Ganz hoch.
Juchhu! Die Freude überfällt mich.
Ich singe und jubiliere.

Danke, Herr,
dass ich trotz allem Leid diese Momente des
Glücklichseins erfahren darf.

Susanne Szentandrási (1996)

Anmerkungen

1 Hobohm U. Healing Heat: Harnessing Infection to Fight Cancer. American Scientist 2008; 97: 34–41.
2 http://idw-online.de/pages/de/news243770
3 Zahl PH, Maelen J, Welch G. The natural history of invasive breast cancers detected by screening mammography. Arch Intern Med 2008;168 (21): 2311–2316.
4 http://www.scienceblogs.de/lob-der-krankheit/2008/11/jeder-fuenfte-brustkrebs-heilt-von-selbst.php
5 Jorgensen KJ, Gatsche PC. Overdiagnosis in publicly organized mammography screening programmes: systematic review of incidence trends. BMJ 209; 339: b2587
6 Welch HG, Black WC. Overdiagnosis in cancer. J Natl Cancer Inst 2010; 102 (9): 605–613.
7 Ruhstaller TW, Thürlimann B. Kleinzelliges Bronchialkarzinom mit Hirnmetastasen und 15jähriger Überlebenszeit trotz vorzeitigem Therapieabbruch. Onkologie 2000; 23: 64–66.
8 Neues Testament. Matthäus 24,24.
9 Uexküll Th v. Psychosomatik als Suche nach dem verlorenen lebenden Körper. Psychother Psychosom med Psychol 1991; 41: 482–488.
10 Erwin Liek. Das Wunder in der Heilkunde. München 1939. Lehmanns Verl.. S. 129.
11 Lowy AD Jr, Erickson Er. Spontaneous 19-year regression of oat cell carcinoma with scalene metastasis. Cancer 1986;58:978–980.
12 K. H. Bauer. Das Krebsproblem. Berlin, Heidelberg 1949. Springer.
13 Übersetzt bedeutet dies: Die Natur macht gesund, der Arzt heilt.
14 Remission leitet sich ab vom lateinischen Verb remittere = zurückschicken
15 spontan leitet sich ab vom lateinischen Wort spontaneus = freiwillig, aus eigenem innerem Antrieb, von selbst.
16 Regression und Regredienz leiten sich vom lat. regredere = zurückgehen, zurückweichen ab
17 Everson TC, Cole WH. Spontaneous Regression of Cancer. Philadelphia 1966. W.B. Saunders.
18 Rong-Nan Chien et al. Spontaneous Regression of Hepatocellular Carcinoma. Am J Gastroenterol 1992; 87: 903–905.
19 Diesen Fallbericht verdanke ich Herrn Prof. Dr. F. Dietzel und Oberarzt Dr. W. Schulze, Institut für Strahlentherapie, Klinikum Bayreuth.
20 Nakano T, Tamura S, Higashino K. Hepatocellular carcinoma after spontaneous regression of extensive small cell lung cancer. Am J Med 1988; 84: 178–179; Horning SJ, Rosenberg SA. The

natural history of initially untreated low-grade non-Hodgkin's lymphomas. N Engl J Med 1984; 311: 1471–1475.

21 Eisenlohr C. Leucaemia lienalis, lymphatica et medullaris mit multiplen Gehirnnervenlähmungen. Virchows Arch 1878; 73: 56–73.

22 Czerny V. Über unerwartete Krebsheilungen. Zeitschrift für Krebsforschung 1907; Band 3; Heft 3: 27–35.

23 Rohdenburg GL. Fluctuations in the growth energy of malignant tumors in man with special reference to spontaneous recession: Journal of Cancer Research 1918; 3(2): 193–225.

24 Prof. Dr. K. H. Bauer. Das Krebsproblem. Berlin 1949, Springer, (S. 532–533).

25 Prof. Dr. K. H. Bauer. Das Krebsproblem. Berlin 1949, Springer, (S. 613).

26 Fauvet J, Campagne J, Chavy A, Piet G. Guérisons, régressions et rémissions spontanées des cancers. La Revue du Praticien 1960; 10: 2349 –2384.

27 Fauvet J, Roujeau J, Piet G. Les guérisons et régressions spontanées des cancers. La Revue du Praticien 1964; 14: 2177 –2180

28 Boyd W. The Spontaneous Regression of Cancer. Springfield, IL, 1966. Charles T. Thomas Publishers.

29 Everson TC, Cole WH. Spontaneous Regression of Cancer: A Study and Abstract of Reports in the World Medical Literature and of Personal Communications Concerning Spontaneous Regression of Cancer. Philadelphia 1966. Saunders.

30 Rosenberg SA, Fox E, Churchill WH. Spontaneous Regression of Hepatic Metastasis from Gastric Carcinoma. Cancer 1972; 29: 472–474.

31 Rosenberg SA et al. Observation on the systemic administration of autologous lymphokine-activated killer cell and recombinant interleukin-2 to patients with metastatic cancer: N Engl J Med 1985; 313: 1485–1492.

32 Proceedings of a conference held at the Johns Hopkins Medical Institutions, Baltimore, MD, May 9–10 1974. NCI Monograph 44; 1976.

33 Lewis Thomas. The Youngest Science: Notes of a Medicine Watcher: 1983 Viking Press: 205.

34 Challis GB, Stam HJ. The spontaneous regression of cancer. A review of cases from 1900–1987. Acta Oncologica 1990; 29 (5): 545–550.

35 Derogatis LR, Abeloff MD, Melisaratos N. Psychological coping mechanisms and survival time in metastatic breast cancer. JAMA 1979; 242: 1504–1508.
Greer HS, Morris T, Pettingale KW. Psychological response to breast cancer: effect on outcome. Lancet 1979; ii: 785–787.

36 Simonton OC, Matthews-Simonton S, Creighton J. Getting Well Again. New York 1978. Bantam Books. – Deutsche Ausgabe: Wieder gesund werden. Reinbek 1982, Rowohlt.

37 O'Regan B, Hirshberg C. Spontaneous Remission. An Annotated Bibliography. Sausolito 1993, Institute of Noetic Sciences.

38 Bahnson CB, Gallmeier WM, Kappauf HW, v Kleist S, Munk K (Hrsg.). Psychoneuroimmunologie und Krebs. Onkologie 1991; 14 (Suppl. 1).

39 Hirshberg C, Barash, MI. Remarkable Recovery. What Extraordinary Healings Tell Us about Getting Well and Staying Well. New York 1995. Riverhead Books. Deutsche Ausgabe: Unerwartete Genesung. Die Kraft der Heilung kommt aus uns selbst. München 1995, Droemer.

40 Heim M, Schwarz R. (Hrsg.) Spontanremissionen in der Onkologie. Stuttgart 1998, Schattauer.

41 Rae MV. Spontaneous regression of a hypernephroma. Am J Cancer 1935; 24: 839.

42 Musashi M, Abe S, Yamada T et al. Spontaneous remission in a patient with chronic myelogenous leukemia. N Engl J Med 1997; 336: 337–339.

43 Creutzig U, Baumann M. Spontaneous remission in neonates with Down's syndrome and acute myelogenous leukemia – transient myeloproliferative disease. Onkologie 1998; 21 (3): 184–188.

44 Printz C. Spontaneous regression of melanoma may offer insight into cancer immunology. J Nat Cancer Inst 2001; 93: 1047–1048.

45 N.Schmeller, M.Busch, M.Weiss et al. Urogenitale Tumore. Manual des TUZ München. 2.Aufl. 1997.

46 Shimizu H, Kochi M, Kaiga T et al. A case of spontaneous regression of advanced colon cancer. Anticancer Res 2010; 30 (6): 2351–2353.

47 Kappauf H, Gallmeier WM, Wünsch P et al. Spontaneous remission of metastases in a patient with non-small cell lung cancer. Ann Oncol 1997; 8: 1031–1039.

48 Avril MF, Charpentier P, Margulis A, Guillaume JC. Regression of primary melanoma with metastasis. Cancer 1992; 69: 1377–1381.

49 Emmanuel PO, Mannion M, Phelps RG. Complete regression of primary malignant melanoma. Am J Dermatopathol 2008; 30 (2): 178–181.

50 Socrier Y, Lauwers-Cances V, Lamant L et al. Histological regression in primary melanoma: not a predictor of sentinel lymph node metastasis in a cohort of 397 patients. Br J Dermatol 2010;162 (4): 830–834.

51 Alvinoach I, Aflalo E. Human melanoma cell lines established from metastases of a patient with a completely regressed primary site. Cancer 1992; 69: 113–122; Maurer S, Kölmel KF. Spontane-

ous regression of advanced malignent melanoma. Onkologie 1998; 21: 14–18.

52 Dem Leitenden Arzt der Hufeland-Klinik Bad Mergentheim, Herrn Dr. Wolfgang Wöppel, danke ich für den Hinweis auf diesen Krankheitsverlauf und seine ausführlichen Informationen.

53 Sproujieh AS. Spontaneous regression of intestinal malignant melanoma from an occult primary site. Cancer 1988; 62: 1247–1250.

54 Kavoussi LR, Levine SR, Kadmon D, Fair WR. Regression of metastatic renal cell carcinoma: a case report and literature review. J Urology 1986; 135: 1005–1007.

55 Gleave ME, Elhilau M, Elhilau M, Fradet Y et al. Interferon gamma-1b compared with placebo in metastatic renal-cell carcinoma. N Engl J Med 1998; 338: 1265–1271.

56 Linehan WM et al. Cancer of the Kidney and Ureter. In: DeVita VT, Hellman S, Rosenberg SA. Cancer. Principles & Practice of Oncology. 6th ed. Philadelphia 2001. Lippincott Williams & Wilkins: 1377.

57 Oliver RTD, Nethersell ABW, Bottomley JM. Unexplained spontaneous regression and alpha-interferon as treatment for metastatic renal carcinoma. Brit J Urology 1989; 63: 128–131.

58 Rothermund CA, Omlin A, Gillesen S. ›Sunitinib-withdrawal-phenomenon‹ or spontaneous regression in renal cell cancer. Ann Oncol 2009; 20 (6): 1144–1146.

59 Drobyski WR, Quazi R. Spontaneous regression in Non-Hodgkins's lymphoma: Clinical and pathogenetic considerations. Am J Hematol 1989; 31: 138–141.

60 Horning SJ, Rosenberg SA. The natural history of initially untreated low-grade non-Hodgkin's lymphomas. N Engl J Med 1984; 311:1471–1475.

61 Frick S, Frick P. Spontanremission bei chronischer lymphatischer Leukämie. Schweiz med Wschr 1993; 123: 328–334.

62 Dave S, Wright D, Tan D et al. Prediction of Survival in Follicular Lymphoma Based on Molecular Features of Tumor-Infiltrating Immune Cells. N Engl J Med. 2004 Nov 18; 351(21): 2159–2169.

63 Del Giudice I, Chiaretti S, Tavolaro S et al. Spontaneous regression of chronic lymphocytic leukemia:clinical and biological feature of 9 cases. Blood. 2009 Jul 16;114(3):638–646.

64 Ifrah N, James JM, Vigue F et al. Spontaneous remission in adult acute leukemia. Cancer 1985; 56: 1187–1190; Jehn UW, Mempel MA. Spontaneous remission of acute myeloid leukemia. A report of a case and brief review of the literature. Blut 1986; 52: 165–168.

65 Carlson NLT. How frequent is spontaneous remission of neuroblastomas? Implications for screening. Br J Cancer 1990; 61: 441–446.

66 Yamamoto K, Hanada R, Kikuchi A et al. Spontaneous regression of localized neuroblastoma detected by mass screening. J Clin Oncol 1998; 16: 1265–1269; Schilling FH, Spix C, Berthold F et al. Neuroblastoma screening at one year of age. N Engl J Med 2002; 346: 1047–1053; Woods WG, Gao RN, Shuster JJ et al. Screening of infants and mortality due to neuroblastoma. N Engl J Med 2002; 346: 1041–1046.

67 Tanaka M, Kigasawa H, Kato K et al. A prospective study of a long-term follow-up of an observation program for neuroblastoma detected by mass screening. Pediatr Blood Cancer. 2010 Apr; 54(4): 573–8.

68 Holmgren L, O'Reilly MS, Folkman J. Dormancy of micrometastasis: Balanced proliferation and apoptosis in the presence of antiangiogenesis suppression. Nature Med 1995; 1: 149–153.

69 Kaufmann Y, Many A, Rechavi G et al. Brief report: Lymphoma with recurrent cycles of spontaneous remission and relapse – possible role of apoptosis. N Engl J Med 1995; 332: 507–510.

70 Nagel S, Borish B, Von Rohr A et al. Clonal analysis of a B-cell lymphoma with recurrent spontaneous remission and evolution into chronic lymphocytic leukaemia. Ann Oncol 1996; 7: 953–960.

71 Hornstein O, Mülke G. Kutan metastasierendes Neuroblastoma sympathicum mit »spontan« regressivem Verlauf. Dermatalogica 1960; 120: 35–52.

72 Hoehner JE, Hedborg F, Jernberg H, Wiklund H et al. Cellular death in neuroblastoma: in situ correlation of apoptosis and bcl-2 expression. Int J Cancer 1995; 62: 19–24.

73 Haas D, Ablin AR, Miller C et al. Complete pathologic maturation and regression of stage IVS neuroblastoma without treatment. Cancer 1988; 62: 818–825.

74 Stoll BA. Spontaneous regression of cancer: new insights. Biotherapy 1992; 4: 23–30.

75 Bayersdörfer E, Neubauer A, Rudolph B et al. Regression of primary gastric lymphoma of mucosa-associated lymphoid tissue type after cure of Helicobacter pylori infection. Lancet 1995; 345:1591–1594.

76 Baumgaertner I, Copie-Bergman C, Levy M et al. Complete remission of gastric Burkitt's lymphoma after eradication of Helicobacter pylori. World J Gastroenterol. 2009 Dec 7; 15 (45): 5746–50.

77 Cole WH. Efforts to explain spontaneous regression of cancer. J Surgical Oncol 1981; 17: 201–209.

78 Muto Y. et al. Prevention of second primary tumors by an acylic retinoid, polyprenoic acid, in patients with hepatocellular cancer. N Engl J Med 1996; 334: 1561–1567.

79 Limtrakul P et al. Inhibition of carcinogen induced c-Ha-ras and

c-fos proto-oncogenes expression by dietary curcumin. BMC Cancer 2001;1:1.

80 Ravindran J, Prasad S, Aggarwal BB. Curcumin and Cancer Cells: How Many Ways Can Curry Kill Tumor Cells Selectively? AAPS J. 2009 September; 11(3): 495–510.

81 Atkins MB, Mier JW, Gould JA et al. Hypothyroidism and tumor regression. N Engl J Med 1988; 319:1351.

82 Dies bedeutet, der Tumorknoten ist sehr hart und bindegewebsartig. Schon Hippokrates bezeichnete mit *Szirrhos* eine sehr harte Geschwulst, die kein Geschwür bildet.

83 Gould AP. A case of spontaneous disappearance of secondary cancerous growths. Clinical Society. Transactions 30; 1897: 205–208.

84 Ross MB et al. Spontaeous regression of breast carcinoma. Follow-up report and literature review. J Surg Oncol 1982;19: 22–24.

85 Sternberg CN. Cancers of the genitourinary tract. In: Cavalli F, Hansen HH, Kaye SB (eds) Textbook of Medical Oncology. London, Dunitz. 1997: 183–216.

86 Hiyama E, Hiyama K, Yokoyama T et al. Correlating telomerase activity levels with human neuroblastoma outcomes. Nature Med 1995; 1: 249–255.

87 Berns A. Turning on tumors to study cancer progression. Nature Medicine 1999; 5: 989–990; Hahn WC et al. Inhibition of telomerase limits the growth of human cancer cells. Nature Medicine 1999; 5: 1164–1170.

88 Hahnfeldt, P. et al. Tumor development under angiogenic signaling: a dynamical theory of tumor growth, treatment response, and postvascular dormancy. Cancer Res. 1999; 59 (19): 4770–4775.

89 O'Reilly MS, Holmgren L, Chen C, Folkman J. Angiostatin induces and sustains dormancy of human primary tumours in mice. Nature Med 1996; 2: 689–692.

90 Mitterbauer M, Fritzer-Szekeres M, Mitterbauer G et al. Spontaneous remission of acute myeloid leukemia after infection and blood transfusion associated with hypergammaglobinaemia. Ann Haematol 1996; 73: 189–193.

91 Smith RA. Cure of lung cancer from incomplete surgical resection. Brit Med J 1971; 2,563–565.

92 Kappauf H, Gallmeier WM, Wünsch P et al. Spontaneous remission of metastases in a patient with non-small cell lung cancer. Ann Oncol 1997; 8: 1031–1039.

93 Smith RA. Cure of lung cancer from incomplete surgical resection. Brit Med J 1971; 2, 563–565.

94 Cao Y, O'Reilly MS, Marshall B et al. Expression of Angiostatin cDNA in a murine fibrosarcoma suppresses primary tumor

growth and produces long-term dormancy of metastases. J Clin Invest 1998; 101: 1055–1063.

95 Vogt B, Frey FJ. Inhibition of angogenesis in Kaposi's sarcoma by captopril. Lancet 1997; 349: 1148.

96 Volpert OV, Ward WF, Lingen MW. Captopril inhibits angigenesis and slows the growth of experimental tumors in rats. J Clin Invest 1996;98: 671–679; Yoshiji H, Kuriyama S, Fukui H. Perindopril: possible use in cancer therapy. Anticancer Drugs 2002; 13: 221–228.

97 Busch W. Verhandlungen des naturhistorischen Vereins der preussischen Rheinlande und Westphalens. Bonn, 1866.

98 Berliner Klinische Wochenschrift 3 (1867): 245–246.

99 Czerny V. Über Heilversuche bei malignen Geschwülsten mit Erysipeltoxinen. Münch med Wschr 1895; No. 36.

100 Starnes CO. Coley's toxins in perspective. Nature 1992; 357: 11–12.

101 Hobohm U, Stanford L, Grange JM. Pathogen-associated molecular patterns in cancer immunotherapy. Critical Rev Immunol 2008; 28 (2): 95–107.

102 Anstey AV, Arlett CF, Cole J et al. Long-term survival and preservation of natural killer cell activity in a xeroderma pigmentosa patient with spontaneous regression and multiple deposits of malignant melanoma. Br J Dermatol 1991;125: 272–278.

103 Miyauchi-Hashimoto H et al. Ultraviolett radiation-induced suppression of natural killer cell activity is enhnanced in xeroderma pigmentosum group A (XPA) model mice. J Invest Dermatol 1999;112: 965–970.

104 Ruckdeschel JC, Codish SD, Stranahan A, et al. Postoperative empyema improves survival in lung cancer. N Engl J Med 1972; 287: 1013–1017.

105 Drobyski WR, Quazi R. Spontaneous regression in Non-Hodgkins's lymphoma: Clinical and pathogenetic considerations. Am J Hematol 1989; 31: 138–141; Beguin Y, Collignon J, Laurent C, Fillet G. Spontaneous complete remission and recovery of donor haemopoeisis without GVHD after relapse and apparent marrow graft rejection in poor-prognosis myelodysplastic syndrome. Br J Haematol 1996; 94: 507–509.

106 Eisenlohr C. Leucaemia lienalis, lymphatica et medullaris mit multiplen Gehirnnervenlähmungen. Virchows Arch 1878; 73: 56–73.

107 Coates AS, Segelov E. Long term response to chemotherapy in patients with visceral metastatic melanoma. Ann Oncol 1994, 5: 249–251.

108 Karnad AB, Jaffar A, Lands RH. Spontaneous regression of acquired immune deficiency syndrome-related high-grade, extranodal non-Hodgkin's lymphoma. Cancer 1992; 69: 1856–1857;

Diekman MJM, Bresser P, Noorduyn LA, Reiss P. Spontaneous regression of Ki-positive T-cell Non-Hodgkin's lymphoma in a patient with HIV infection. Brit J Haemat 1992; 82: 477–478.

109 Salloum E, Cooper DL, Howe G et al. Spontaneous regression of lymphoproliferative disorders in patients treated with methotrexate for rheumatoid arthritis and other rheumatic diseases. J Clin Oncol 1996; 1943–49.

110 Kolb HJ, Mittermüller J, Clemm C et al. Donor leucocyte transfusions for treatment of recurrent myelogenous leukemia in marrow transplant patients. Blood 1990; 76: 2462–2465.

111 Giralt S, Hester J, Huh Y, et al. CD8-depleted donor lymphocyte infusion as treatment for relapsed chronic myelogenous leukemia after allogenic bone marrow transplantation. Blood 1995; 86: 4337–4343.

112 Ifrah N, James JM, Vigue F et al. Spontaneous remission in adult acute leukemia. Cancer 1985; 56: 1187–1190.

113 Friesen C, Herr I, Krammer PH, Debatin KM. Involvement of the CD95 (APO-1/Fas) receptor/ligand system in drug induced apoptosis in leukemia cells. Nature Med 1996; 2: 574–580.

114 Wiegel T, Degner C, Cornely D, Runkel N. Axillary metastatic spread in connection with local recurrence of a renal cell carcinoma 22 years after the first diagnosis – case report and survey of the literature. Onkologie 1996; 19: 506–507.

115 Takáts LJ, Csapó Z. Death from renal carcinoma 37 years after its original recognition. Cancer 1966; 19: 1172–1176.

116 Murray C. Tumor dormancy: not so sleepy after all. Nature Medicine1995; 1: 117–118.

117 Sogyal Rinpoche. Das Tibetanische Buch vom Leben und Sterben. Mit einem Vorwort des Dalai Lama. 12. Aufl. 1994, München, O.W. Barth: 64.

118 Ikemi Y et al. Psychosomatic considerations on cancer patients who have made a narrow escape from death. Dynamische Psychiatrie 1975; 31: 77–92.

119 Ayres RCS, Robertson DAF, Dewury KC et al. Sponaneous regression of hepatocellular carcinoma. Gut 1990; 31 (6): 722–724.

120 Hirshberg C. Psychospirituelle Charakteristika von Spontanremissionen bei Krebs: Glaube, Gefühle Verhaltensweisen. In: Heim M, Schwarz R (Hrsg). Spontanremissionen in der Onkologie. Stuttgart, Schattauer. 1998: 110–120.

121 Matthäus 10,8.

122 Spyra R, Resch A, Kapferer P. Überprüfte Wunderheilungen in den Kanonisationsprozessen der katholischen Kirche. In: Heim M, Schwarz R (Hrsg). Spontanremissionen in der Onkologie. Stuttgart, Schattauer. 1998: 47–56.

123 Wilhelm Schamoni. Wunder sind Tatsachen. Eine Dokumentation aus Heiligsprechungsakten. Würzburg 1977. J.W. Naumann.

124 Hiroshi Oda. Spontanremissionen bei Krebserkrankungen aus der Sicht des Erlebenden. Weinheim 2001. Psychologie Verlags Union.

125 Im englischen Original »exceptional cancer patients« (»ecap«).

126 Siegel BS. Love, Medicine and Miracles. New York 1987. Harper & Row; Deutsche Ausgabe: Prognose Hoffnung: Heilerfolge aus der Praxis eines mutigen Arztes. Düsseldorf 1988, Econ.

127 Dem Leitenden Arzt der Hufeland-Klinik Bad Mergentheim, Herrn Dr. Wolfgang Wöppel, danke ich für die Überlassung von Befundberichten und ergänzenden Informationen zu seiner Behandlung.

128 LeShan L. Cancer as a Turning Point. New York 1989. Dutton. Deutsche Ausgabe: Diagnose Krebs. Wendepunkt und Neubeginn. Stuttgart 2000. Klett Cotta.

129 Wöppel, W. Kasuistik: Spontanremission eines metastasierten malignen Melanoms am Bein. Z. Onkol / J. Oncol. 1997; 29: 84–85.

130 Weil A. Spontaneous Healing. New York 1995. Knopf. Deutsche Ausgabe: Spontanheilung. München 1995. Bertelsmann.

131 Meares A. Psychological mechanisms in the regression of cancer. Medical Journal of Australia 1983: 583–584.

132 Wiedemann-Borne M. Krebs und das Böse. Naturheilpraxis 12/1997.

133 Gellert GA, Maxwell RM, Siegel BS. Survival of breast cancer patients receiving adjunctive psychosocial support therapy. A 10-year follow-up study. J. Clinic. Oncology 1993; 11: 66–69.

134 Ikemi Y, Nakagawa S, Nagakawa T. Psychosomatic considerations on cancer patients who have made a narrow escape from death. Dynamische Psychiatrie 1975;2:117.

135 Kennedy BJ. Psychological response of patients cured of advanced cancer. Cancer 1976; 38: 2184–2191.

136 Kappauf H, Hagen U, Bruntsch U et al. How do patients with successful intensive curative treatment for testicular cancer retrospectively comment their illness and therapy? 1992, Beaune: International Congress of Psychosocial Oncology: Book of Abstracts: 68. (Abstr.).

137 Roud PC. Psychospiritual dimensions of extraordinary survival. J Humanistic Psychologiy 1989 ;29 : 59–83.

138 van Baalen DC, de Vries MJ. Gondrie MT.Psychosocial correlates of ›spontaneous‹ regression of cancer. Rotterdam 1987, Erasmus University Rotterdam.

139 Huebscher R. Spontaneous remission of cancer: an example of health promotion. Nurse Practitioner Forum 1992; 3: 228–235.

140 Köbele C. Ungewöhnliche Krankheitsverläufe (»Spontanremissionen«) tumorerkrankter Menschen – unter spezieller Berücksichtigung der Bewältigung von Tod und Sterben. Eine qualita-

tive Studie. Psychologische Diplomarbeit Universität Heidelberg. 1995.

141 Schilder JN. Spontane Regressie von Kanker: een onderzoek naar de aard en oorzaken von psychologische veranderingen in de pre-regressionele periode. Amsterdam 1996. Thesis Publishers.

142 Hirshberg, C, Barasch, MJ. Remarkable Recovery. New York 1995. Riverhead Books. Dt. Ausgabe: Unerwartete Genesung. München 1995, Droemer Knaur. Textgleiche Ausgaben: Gesund werden aus eigener Kraft. Spontanheilung bei Krebs. München 1996; Knaur TB. Spontanheilungen. Wenn Krankheiten von allein verschwinden. Augsburg 1997. Bechtermünz.

143 Spiegel D, Bloom JR, Kraemer H, Gottheil E. Effect of psychosocial treatment on survival of patients with metastatic breast cancer. Lancet 1989; 334: 888–891.

144 Cunningham AJ. Et al. A randomized controlled trial of the effects of group psychological therapy on survival in women with metastatic breast cancer. Psycho-oncology 1998;7 : 508–517; Edmonds CVI, Lockwood GA, Cunningham AJ. Psychological response to long-term group therapy: A randomized trial with metastatic breast cancer patients. Psycho-oncology 1999; 8: 74–91.

145 Newell SA, Sanson-Fisher RW, Savolainen NJ. Systematic review of psychological therapies for cancer patients. Overview and recommendations for future research. J Natl Cancer Inst 2002;94:558–584.

146 Oda H. Spontanremissionen bei Krebserkrankungen aus der Sicht der Erlebenden. Weinheim 2001. Beltz PVU: 151.

147 Ibid.: 164.

148 Kappauf H et al. Dokumentation von Spontanremissionen bei Krebserkrankungen durch die Nürnberger Arbeitsgruppe Biologische Krebstherapie. Auswertung von Laienberichten. In: Heim, Schwarzt (Hrsg). Spontanremissionen in der Onkologie. Stuttgart 1998. Schattauer.

149 Wunder sind möglich. Unerklärliche Heilung bei Krebs. Ein Film von Monika Kirschner. Videofassung ist bei der Deutschen Krebshilfe, Bonn gegen Unkostenpreis erhältlich.

150 Monika Kirschner. Leben mit Krebs. Neue Erfahrungen im Umgang mit der Krankheit, Patienten und Ärzte berichten. Köln 1998.vgs. Ein gleichnamiger Fernsehfilm von Monika Kirschner (wissenschaftliche Beratung: Dr. H. Kappauf) ist bei der bei der Deutschen Krebshilfe, Bonn, erhältlich.

151 Heim E, Valach L, Schaffner I. Coping and psychosocial adaptation: Longitudinal effects over time and stages in breast cancer. Psychosomatic medicine 1997; 59: 408–418.

152 Doris Kullak. Laß Hoffnung wie die Sonne strahlen. Tagebuch einer Heilung. Hamburg 1992. Eigenverlag.

153 LeShan L. You Can Fight For Your Life. New York 1977, Harcourt Brace Jovanovich Inc. Deutsche Ausgabe: Psychotherapie gegen den Krebs. Stuttgart 1982, Klett-Cotta.

154 Harrison J. Love Your Disease: It's Keeping You Healthy. Carlsbad 1984. Hay House.

155 Schwarz R. Die Krebspersönlichkeit. Stuttgart 1999. Schattauer.

156 Sonntag S. Krankheit als Metapher. München 1978. Hanser.

157 Oda H. Spontanremissionen bei Krebserkrankungen aus der Sicht der Erlebenden. Weinheim 2001. Beltz PVU: 209–210.

158 Sanders EM. Leben! Ich hatte Krebs und wurde gesund. München 1997, Nymphenburger.

159 Lückheide E. Ich habe mir einen Olivenbaum versprochen. München 1995, Erd Verlag.

160 de Boer D. Ich lebe und ich liebe. Die Geschichte meiner Heilung. 1996, Bruckmann.

161 Nash J. Ich zieh den Mut an wie ein neues Kleid. Freiburg 2002. Herder spektrum.

162 Anderson G. Diagnose Krebs: 50 Erste Hilfen. Reinbeck 1996, Rororo.

163 Armstrong L. Tour des Lebens. Wie ich den Krebs besiegte und die Tour de France gewann. München 1999, Bastei.

164 Barash MI. Ich suchte meine Seele und wurde gesund. Stuttgart 1996, Scherz. (Amerikanischer Originaltitel: The Healing Path).

165 Oda H. Spontanremissionen bei Krebserkrankungen aus der Sicht der Erlebenden. Weinheim 2001. Beltz PVU: 215–216.

166 Lassen U, Osterlind K, Hansen M et al. Long-term survival in small-cell lung cancer: posttreatment characteristics in patients surviving 5 to 18 + years – An analysis of 1,714 consecutive patients. J Clin Oncol 1995; 13: 1215–1220.

167 Oda H. Spontanremissionen bei Krebserkrankungen aus der Sicht der Erlebenden. Weinheim 2001. Beltz PVU: 48.